Dolor de Postura

Ejercicios caseros correctivos para superar su mala postura, arreglar su espalda y disfrutar de una vida sin dolor

Peter Wright

Copyright del texto © [Peter Wright]

Nota legal

La información contenida en este libro y su contenido no está diseñada para reemplazar o reemplazar cualquier forma de consejo médico o profesional; y no pretende reemplazar la necesidad de asesoramiento o servicios médicos, financieros, legales u otros profesionales independientes, según se requiera. El contenido y la información de este libro se han proporcionado únicamente con fines educativos y de entretenimiento.

El contenido y la información contenida en este libro ha sido compilado de fuentes consideradas confiables y es exacto al mejor conocimiento, información y creencia del Autor. Sin embargo, el autor no puede garantizar su exactitud y validez y no se hace responsable de ningún error u omisión. Además, periódicamente se realizan cambios en este libro cuando sea necesario. Cuando sea apropiado y / o necesario, debe consultar a un profesional (incluido, entre otros, su médico, abogado, asesor financiero u otro asesor profesional) antes de utilizar cualquiera de los remedios, técnicas o información sugeridos en este libro.

Índice De Contenido

¿Qué Es Una Buena Postura?   7

Postura: La Importancia De Las Relaciones Tempranas   13

Función Y Tarea   19

El Movimiento Específico Del Hombre   21

Importancia De La Postura   24

Postural Control   34

La Importancia De Una Postura Correcta Para El Bienestar   38

Problemas Posturales: Causas, Síntomas   44

Problemas Posturales En Los Niños   51

¿Qué Deporte Haces Para El Dolor De Espalda?   58

Dolor De Espalda: Causas Y Síntomas   59

Contractura Muscular Del Cuello: Síntomas, Causas Y Remedios 62

Osteopenia: Qué Es Y Cuáles Son Los Remedios   65

Estiramiento De Becerro: Causas, Síntomas Y Tiempos De
Recuperación   70

Artritis En Las Manos: Causas, Síntomas Y Terapia   75

Sarcopenia: Síntomas, Causas Y Remedios   82

Bursitis: Causas, Síntomas Y Tratamientos   85

Linfedema De Las Extremidades Inferiores: Causas Y Remedios   91

Articulaciones: Cómo Mantenerlas Jóvenes Y Saludables   95

Todos Los Beneficios De La Gimnasia Postural   99

Ejercicios De Gimnasia Postural Para Corregir La Espalda   108

Gimnasia Postural De Espalda Lumbar   111

10 Ejercicios De Gimnasia Postural Para El Tracto Cervical
Inflamado   118

Gimnasia Postural Cervical   121

Ejercicios De Retracción Cervical   126

Gimnasia Postural Para Hernia Cervical   127

Ejercicios Posturales De Cervicobrachialgia   133

Postura Cervical   136

10 Ejercicios De Gimnasia Postural Para Aquellos Con Disco
Herniado   139

Programa De Regreso Escolar - Programa Toso   152

¿QUÉ ES UNA BUENA POSTURA?

En el ejército, significa pecho hacia afuera, estómago hacia adentro, hombros hacia atrás, ancho de hombros.

Pero, ¿qué encuentras cuando adoptas conscientemente esta postura?

Una postura erguida es diferente a una postura torcida.

Y solo porque esta actitud requiere mucha atención consciente y el enfoque desaparece automáticamente, vuelve a caer en una mala postura. Este se caracteriza por:

- una cabeza adelantada,

- colgando, hombros rotados hacia adentro,

- en parte de atrás,

- una cruz hueca,

- pelvis inclinado.

Esto abre la puerta a problemas de rodilla, dolor de espalda, tensión en el cuello y otras dolencias físicas.

Por el contrario, la postura correcta se mantiene erguida por las siguientes características:

Los hombros cuelgan relajados hacia atrás y hacia abajo,

el cuello forma una extensión recta de la columna vertebral,

forma de doble S natural de la columna vertebral,

la pelvis se encuentra en una posición neutra.

Imagina un hilo atado a tu cráneo que te empujaría hacia arriba.

Con esta visualización, tomas la actitud correcta. Pero nuevamente, se necesita mucho esfuerzo consciente para mantener esa postura.

Por eso te mostraré algunos ejercicios que te ayudarán a mejorar tu postura a largo plazo.

Por qué vale la pena mantener tu actitud.

La postura es una parte importante del lenguaje corporal y está estrechamente relacionada con el carisma y la apariencia general de una persona. En la escuela y en casa se decía que siempre debes sentarte y pararte derecho.

Una postura erguida siempre se ha considerado un signo de dignidad y gracia. No en vano, utiliza frases como "mantener su actitud" o "hombre recto" en contraposición a "inclinarse por el dolor" o "resistirse". Para tener un buen efecto en los demás: hombros hacia atrás, pecho hacia afuera, grado de espalda y estómago limpio. Esta es la postura ideal para la vida cotidiana y especialmente para situaciones en las que uno está bajo observación, como en una entrevista.

Un caminar erguido testifica en la percepción de las otras personas de autoconfianza y competencia, por lo que se debe tomar lo más recto posible al entrar en una habitación. La postura no debe ser forzada o antinatural, porque entonces no convence. En caso de duda, puede probar la postura correcta frente a un espejo.

La postura describe la posición del cuerpo humano en el espacio. Esto se define por la interacción de músculos, ligamentos y huesos. Esto significa que el término generalmente se refiere a diferentes posiciones (por ejemplo, de pie y sentado) que puede tomar el cuerpo humano.

En medicina, "postura" generalmente significa la postura erguida del hombre. Esto depende del estado de la columna, así como de los músculos abdominales y de la espalda. Los términos "buena" y "mala postura" son declaraciones que juzgan esta condición.

En psicología, el término se refiere a la comunicación inconsciente a través del lenguaje corporal.

La postura es una función de estabilización, consolidación y mantenimiento del equilibrio. El equilibrio se alcanza cuando la perpendicular que pasa por el centro de gravedad del cuerpo cae dentro del plano de apoyo, delimitado por el borde exterior de los pies. Se mantiene una postura correcta mediante una reelaboración constante de los parámetros de la actividad muscular, indispensable para mantener el centro de gravedad dentro de la base de apoyo. El centro de gravedad está en continuo movimiento tanto por la acción (sobre el cuerpo) de fuerzas externas como por los movimientos provocados por el movimiento voluntario.

Las fuerzas externas tienen una acción desestabilizadora constante, pero variable en intensidad y dirección, por lo tanto impredecibles. La respuesta a estas fuerzas sólo puede ocurrir en el corto período de tiempo que sigue a su acción y precede a la pérdida del equilibrio; debe ser absolutamente inmediato y eficaz, so pena de caer al suelo. Al no poder ser programado y tener que ser inmediato, esta reacción postural debe producirse simultáneamente con la pérdida del equilibrio.

Los movimientos voluntarios son, en cambio, la causa de otro tipo de reacciones posturales. Estas reacciones se programan (junto con el propio movimiento voluntario) antes de la ejecución del motor. Las reacciones posturales voluntarias son contemporáneas al movimiento y comienzan una fracción de segundo antes de la pérdida del equilibrio; por esta razón, se denominan reacciones anticipatorias.

Al hablar de postura, surgen tres conceptos importantes: espacialidad, antigravedad y equilibrio.

El concepto de espacialidad sigue inmediatamente al de postura; de hecho, la postura es precisamente la relación del cuerpo en los tres ejes del espacio.

Con postura, también nos referimos al concepto de antigravedad: una postura correcta no es más que la posición más adecuada de nuestro cuerpo en el espacio para realizar funciones antigravedad con el menor gasto energético tanto en la marcha como en el aparcamiento.

El término equilibrio significa en cambio la mejor relación entre el sujeto y el entorno circundante: el cuerpo, tanto en estático como dinámico, asume un equilibrio óptimo de acuerdo con los estímulos ambientales que recibe y el programa motor que adopta.

La postura de un individuo es el resultado de la propia experiencia de la persona en el entorno en el que vive, también determinada por el estrés, traumas físicos y emocionales, posturas incorrectas repetidas y mantenidas en el tiempo (por ejemplo para el trabajo), respiración incorrecta, desequilibrios bioquímicos derivados de una alimentación incorrecta, etc.

Pero, ¿cómo se relaciona la postura con la psicología?

Postura y comunicación no verbal

Los seres humanos no nos comunicamos solo verbalmente, y dentro de los índices de comunicación no verbal, además de los gestos, la expresión facial y la proxémica, también encontramos la postura.

Así como los individuos son capaces de decodificar señales de comunicación no verbal de otro tipo, por ejemplo, interpretando la frente hacia arriba y las comisuras de la boca hacia abajo como un signo de tristeza, de la misma manera, son capaces de asociar ciertas posturas con ciertos estados de ánimo. Por ejemplo, una persona de

11

hombros muy curvados, casi encerrados sobre sí misma, transmitirá al espectador una sensación de inseguridad o miedo; mientras que quienes asumen una postura erguida, con la espalda y los hombros rectos y en línea, transmitirán fácilmente la sensación de ser una persona segura de sí misma.

POSTURA: LA IMPORTANCIA DE LAS

RELACIONES TEMPRANAS

La postura de una persona depende de su desarrollo ontogenético pero tiene sus raíces en la historia de su familia. En la práctica, la postura depende de fenómenos genéticos y epigenéticos, o como respuesta automática a estímulos provenientes del entorno que nos rodea, favoreciendo así un esquema corporal responsable de una adaptación postural al entorno en el que crecemos, en lugar de otro.

Muy a menudo, la misma actitud postural se encuentra en más miembros de la misma familia. Esto se debe a que, además de patologías familiares, conductas y afectos, también existen diferentes tipos de actitudes posturales similares y, si observamos el fenómeno desde una perspectiva más general, es posible identificarlas en una misma cultura y sociedad de pertenencia de la familia. De hecho, la postura también depende del carácter emocional del sistema familiar.

Las posturas ya se están formando en las interacciones madre-bebé muy tempranas, comenzando desde el momento en que ella lo levanta, dependiendo de cómo lo haga, cómo esté amamantando y como resultado de cómo reacciona el bebé al contacto y comportamiento de la madre.

En la interacción entre una madre y su hijo, la afectividad, los movimientos y la postura del niño están determinados en cierto sentido. En consecuencia, la evolución de una persona se ve afectada por comportamientos, actitudes, pero sobre todo, por su relación con su cuidador.

Las reacciones posturales se desencadenan por mecanismos sensoriales de varios tipos:

- aferentes propioceptivos;

- aferentes mecanorreceptores;

- aferentes exteroceptivos;

- aferencias laberínticas;

- aferencias visuales.

El control neurofisiológico de la postura se puede articular en tres momentos distintos: control postural en la posición de pie, control postural cuando se aplica al cuerpo fuerzas mecánicas externas suficientemente intensas para dar lugar a una pérdida de equilibrio, y control postural durante la ejecución de ejercicios voluntarios.

Sin embargo, hay que recordar que la adaptación de la postura no siempre se puede realizar de forma precisa e integrada. De hecho, el vestíbulo que registra los cambios de equilibrio es un centro inferior del cerebelo, y cuando parte de su reflejo en condiciones peligrosas es más rápido que la adaptación cerebelosa. Es por ello que una variación brusca de la base de apoyo, deja caer todo lo que tiene en la mano para restaurar un reflejo muy antiguo de la búsqueda de agarre con las extremidades superiores. Solo sabiendo de antemano que nos encontraremos en esa situación, la corteza puede preparar al cuerpo para soportar la situación y dominar el reflejo de defensa. Otro elemento que puede minar la adaptación de la postura es el reflejo nociceptivo presente en las vías de sensibilidad como la vista y el oído. Esto, sin embargo, se controla más fácilmente, porque comienza en centros al menos en el mismo nivel que el cerebelo.

1) Control postural en bipedestación.

El sistema postural del hombre es capaz de responder a las oscilaciones del centro de gravedad dadas por fuerzas mínimas, con una fuerza adecuada y contraria ejercida oportunamente, lo que permite el mantenimiento de la posición de pie. Esta respuesta postural está ligada en parte a las propiedades mecánicas intrínsecas del músculo, en parte a un conjunto de mecanismos reflejos nerviosos que, al extraer información de diferentes canales sensoriales, mediante la acción de numerosos circuitos, son capaces de modular el tono muscular con el fin de permitir que se mantenga la posición erguida. El tono muscular resultante de las reacciones posturales se denomina tono de reacción postural. Es el trabajo, idéntico pero opuesto, que realiza todo el aparato locomotor para mantener el centro de gravedad en su posición ideal y, en todo caso, dentro de la base de apoyo. La elección de los movimientos a través de los cuales realizar el trabajo es una función compleja: no existe un único movimiento de reacción a una fuerza externa, sino una serie de posibles movimientos equivalentes. Entre estos, la parte del Sistema Nervioso Central que preside el control de la postura (el cerebelo), elige el movimiento de reacción ideal. El cambio de tono postural no provoca actividad muscular electromiográfica.

2) Control postural cuando se aplican al cuerpo fuerzas mecánicas externas capaces de provocar una pérdida de equilibrio.

La imagen de las reacciones posturales es diferente si las fuerzas aplicadas al cuerpo pueden mover el centro de gravedad fuera de la base de apoyo. En este caso, el tono de reacción postural ya no es capaz, por sí solo, de mantener la posición de equilibrio: es necesario introducir un verdadero trabajo muscular. Este trabajo conduce a la reconstrucción de una nueva posición de equilibrio que tiene en cuenta la intensidad de la fuerza externa aplicada, la duración, la aceleración gravitacional y los parámetros corporales. La reacción postural será de tipo motor. La coordinación necesaria para esta búsqueda viene dada por el cerebelo: su exclusión funcional, de hecho, conduce a alteraciones de las reacciones de equilibrio.

3) Control postural durante el movimiento voluntario (reacciones de anticipación)

Las reacciones musculares provocadas por los movimientos voluntarios son muy variables y dependen de la relación entre el tipo de movimiento voluntario y el estado de equilibrio. Este tipo de reacciones posturales se definen como anticipatorias ya que intervienen primero en el movimiento voluntario. En la ejecución de un movimiento voluntario, el centro de gravedad se desplaza fuera de la base de apoyo, exactamente como ocurre con la intervención de fuerzas externas al organismo. En este caso, sin embargo, a diferencia de las reacciones posturales a las fuerzas externas, las estrategias posturales se implementan antes de realizar el movimiento para evitar el desequilibrio y la consiguiente caída. Se pueden encontrar dos situaciones difíciles: un movimiento voluntario que no provoca la pérdida del equilibrio y un movimiento voluntario que la provoca. Si el movimiento voluntario no compromete el estado de equilibrio, las reacciones consiguientes sólo tienen un efecto compensador sobre el desplazamiento del centro de gravedad, son muy débiles y no están estrictamente vinculadas, en el sentido temporal, a la ejecución del movimiento voluntario. . Si el movimiento voluntario pone en peligro el estado de equilibrio, se observan reacciones posturales anticipatorias. Las reacciones posturales anticipatorias se ven fuertemente afectadas por los fenómenos del aprendizaje motor: si las condiciones de equilibrio cambian, dos o tres repeticiones del gesto voluntario son suficientes para adaptar la reacción postural. Son muy débiles y no están estrictamente vinculados, en el sentido temporal, a la ejecución del movimiento voluntario. Si el movimiento voluntario pone en peligro el estado de equilibrio, se observan reacciones posturales anticipatorias. Las reacciones posturales anticipatorias se ven fuertemente afectadas por los fenómenos del aprendizaje motor: si las condiciones de equilibrio cambian, dos o

17

tres repeticiones del gesto voluntario son suficientes para adaptar la reacción postural. Son muy débiles y no están estrictamente vinculados, en el sentido temporal, a la ejecución del movimiento voluntario. Si el movimiento voluntario pone en peligro el estado de equilibrio, se observan reacciones posturales anticipatorias. Las reacciones posturales anticipatorias se ven fuertemente afectadas por los fenómenos del aprendizaje motor: si las condiciones de equilibrio cambian, dos o tres repeticiones del gesto voluntario son suficientes para adaptar la reacción postural.

FUNCIÓN Y TAREA

Las tareas y funciones de la postura erguida se pueden ver particularmente bien al observar la evolución. Cuando el hombre aprendió a caminar erguido hace unos 3-4 millones de años, se le ofrecieron posibilidades completamente nuevas. Ahora podía usar sus manos de muchas formas. También vio su entorno desde una perspectiva diferente. Ahora que podía mirar por encima de los arbustos y la hierba, pudo detectar depredadores a una edad temprana.

Este desarrollo fue posible gracias a la evolución de la columna vertebral humana. Esto se transformó a lo largo de los milenios en la forma de doble S, que lo ha mantenido hasta el día de hoy.

Sin embargo, esta forma también trae una gran desventaja: es propensa a lesionarse y a menudo conduce a problemas de espalda. Suelen deberse a una mala postura. Se entiende por mala postura aquella que daña la columna y la espalda. Por lo general, provoca dolor en las áreas afectadas y limita la capacidad de movimiento.

En consecuencia, la función de una buena postura es mantener la libertad de movimiento y prevenir el dolor y la inflamación. Sin embargo, esto no solo afecta a la columna vertebral. Los músculos y ligamentos también se ven afectados por esto y son necesarios para una postura funcional. Además, una buena postura aumenta la capacidad pulmonar, optimiza las funciones corporales y previene la fatiga crónica.

Desde un punto de vista psicológico, la postura sirve principalmente para comunicarse. Sin embargo, esto suele suceder de forma subconsciente. La postura es una parte esencial del lenguaje corporal, que constituye gran parte de la información que revelamos sobre nosotros mismos.

En las conversaciones personales, generalmente obtenemos más información a través del lenguaje corporal de nuestras contrapartes que a través de sus palabras. Una postura abierta, por ejemplo, es acogedora y segura de sí misma, mientras que una postura cerrada es un indicador de inseguridad.

En este punto, la importancia médica y psicológica de la postura se encuentran. Una postura saludable / buena comunica inconscientemente salud y fuerza, mientras que una mala postura demuestra vulnerabilidad y debilidad. Por tanto, una buena postura es importante en varios niveles al mismo tiempo.

EL MOVIMIENTO ESPECÍFICO DEL HOMBRE

El movimiento particular del hombre se puede definir como el conjunto de eventos dinámicos, energéticos e informativos que convergen en la deambulación bípeda alterna (movimiento con progresión) y en la estación erecta (movimiento sin progreso).

De todas las estructuras del sistema nervioso central, más de la cuarta parte participan directamente y más de la mitad indirectamente en la planificación y ejecución de los movimientos; el hombre, por tanto, con sus 650 músculos y 206 huesos, es principalmente un "animal motor".

El hombre necesita moverse para su supervivencia y bienestar. Por ello, la locomoción es la actividad que prima sobre todas las demás. De hecho, en el mundo de la vida al más alto nivel está el movimiento específico del hombre, que representa el proceso natural más complejo. La idea tradicional de que las prerrogativas intelectuales distinguen al hombre ha sido superada hace mucho tiempo, y ahora está establecido que ellos también reconocen primero el origen en la adquisición de la condición morfomecánica bípode; la liberación de las manos es un corolario (Paparella Treccia, 1988). Las funciones motoras y el cuerpo, considerados en muchas culturas como entidades inferiores y subordinadas a las actividades cognitivas y a la mente, son en cambio el origen de esos comportamientos abstractos de los que nos enorgullecemos, incluido el mismo lenguaje que forma nuestra mente y nuestros pensamientos. En la etapa embrionaria, en las fases fetal y de la primera infancia, la acción precede a la sensación: se realizan movimientos reflejos y luego se perciben. De los reflejos propioceptivos surgen las representaciones mentales (engramas) que permiten el nacimiento de habilidades motoras complejas y las mismas ideas. En momentos críticos (estrés intenso), el sistema muscular constituye un sistema de alta prioridad: cuando se activa, los demás sistemas, como los responsables de la percepción de sensaciones, atención, actividades cognitivas, etc., se encuentran en un estado de relativa bloqueo, ya que este estado está ligado en el inconsciente a la ejecución de acciones importantes para la supervivencia, como la fuga, el ataque, la búsqueda de alimento, una pareja sexual, el nido. Finalmente, hoy sabemos cómo el simple paseo en un hábitat natural es un poderoso reequilibrio de los dos hemisferios cerebrales.

El cuerpo humano actual es, por tanto, sobre todo, la consecuencia de la necesidad de realizar una marcha máxima eficaz en dos pies en el campo gravitacional sobre un terreno naturalmente irregular. Según esta teoría, el hombre debe poder moverse con un consumo mínimo de energía dentro de un campo gravitacional constante, con el corolario de que durante el viaje, las distintas estructuras (músculos, huesos, ligamentos, tendones, etc.) están sometidas a un mínimo esfuerzo.

IMPORTANCIA DE LA POSTURA

Uno de los aspectos quizás más infravalorados del culturismo es la postura general del sujeto. Algunos autores hablan de algunos libros de texto, pero luego la tarjeta de entrenamiento siempre está escrita, refiriéndose a un tema hipotético con áreas teóricamente perfectas de pecho, espalda, hombros, brazos, piernas y abdominales. En cambio, este aspecto debería ser la primera situación a analizar, incluso antes de la altura, el peso o la grasa corporal.

Se ignora por completo el análisis de la postura, y se entrenan las zonas corporales con fichas de entrenamiento que resaltan todas las técnicas existentes, todas las combinaciones de ejercicios que tienen en cuenta empuje y tracción, todos los esquemas de series / repeticiones, pero ninguno que tenga en cuenta teniendo en cuenta la posibilidad de que el chico que tendrá que realizarlo pueda tener una postura incorrecta, por ejemplo, debido a una cifosis.

La postura es el indicador de la condición esquelética en relación con los músculos del sujeto; no es solo una cuestión estética de una buena postura.

Por tanto, una postura incorrecta siempre indica un problema de la estructura general del sujeto.

Una disposición general problemática repercute en todos los movimientos que se realizan y, en particular, en los que caen dentro del área postural débil. De esta forma, un ejercicio diseñado para trabajar determinados músculos, con una actitud incorrecta, no los hace trabajar ni los recluta parcialmente y exacerba el desequilibrio general.

¿Un ejemplo? Aquí está: ¿se ha preguntado alguna vez por qué algunos sujetos son mejores flexionando líneas paralelas? ¿En lugar de hacer press de banca? Porque casi siempre estos sujetos, además de delgados y ligeros, tienen una postura cifótica con hombros curvados y anteriorizados. Con tal postura, normalmente combinada también con un pecho plano, el gran pectoral no puede extenderse completamente y, en consecuencia, desarrollar la fuerza necesaria; funcionará a la mitad, cediendo prematuramente y transfiriendo el esfuerzo al tríceps, que es el eslabón débil de la cadena cinética en el banco, el alivio del estrés cederá antes. El mismo sujeto tendrá mejor éxito en lugar de la flexión a los paralelos, ya que en tal ejercicio, el húmero que trabaja adyacente al tronco, sin embargo, explota la fuerza del gran pectoral, reclutando entonces sobre todo el pequeño pectoral.

Para estos sujetos, la historia es bastante triste, prueban el banco con malos resultados, prueban el pre-aburrido con la misma cantidad de malos resultados, van a los paralelos, pero al final, los pectorales crecen poco de todos modos y si ¿Se ven como "tetas"? cada vez más postura.

Analizando primero la postura, bastaría en cambio eliminar todos los ejercicios para los pectorales y los pull-ups con agarre supino, centrándonos en una tarjeta intensa para la espalda y al cabo de un mes, estos sujetos podrán mostrar de una postura mucho mejor y sin haberla entrenado también mejoró la forma general del pecho y los pectorales. Ciertamente, un mes es suficiente para vislumbrar el resultado, pero para que este se consolide en una postura correcta, se necesita al menos un año. La postura incorrecta no solo afecta los pectorales; por ejemplo, también involucra los abdominales y las piernas, etc., porque es fundamental en el entrenamiento de bb.

¿Alguna vez te has preguntado por qué algunas personas, mientras entrenan sus abdominales con muchos ejercicios y cientos de repeticiones, muestran un abdomen abultado?

¿O porque otros sujetos mientras realizan religiosamente la sentadilla con una ejecución correcta, se quejan de fatiga de la zona lumbar más alta que la del cuádriceps?

¿Y por qué otros sujetos todavía desarrollan grandes bíceps a pesar de que se ejecutan flexiones con barra?

La respuesta es casi siempre la misma: una postura incorrecta, una actitud desequilibrada, una descarga de peso no en los músculos objetivo, sino en las estructuras vertebrales y esqueléticas.

Una postura incorrecta anula los beneficios de los ejercicios diseñados para involucrar a los músculos esqueléticos según una trayectoria precisa, una trayectoria que se altera con una postura incorrecta. Además, el pensamiento de desarrollo muscular en un sujeto postural equilibrado toma formas completamente diferentes en un sujeto desequilibrado, a menudo exacerbando los defectos existentes.

Ahora veamos en detalle cómo entender si nuestra postura es correcta o no.

El análisis postural, que, por supuesto, debe ser verificado en ortostática por un ortopedista, puede seguirse con suficiente aproximación con un sistema "hágalo usted mismo".

Debe realizarse en compañía de alguien que, desde el exterior, pueda ante todo ser más objetivo de lo que generalmente es el propio sujeto, y luego pueda analizar eficazmente la visión lateral y posterior, imposible de verificar solo.

Este análisis debe realizarse mediante un examen de tipo objetivo, realizado con una referencia "graduada" colocada detrás de la asignatura. Una referencia "graduada" es suficiente para una pared con azulejos o una pared de ladrillos para que el desplazamiento de la parte derecha del cuerpo con respecto al lado izquierdo sea fácilmente detectable. Una plomada también es útil para verificar el desplazamiento de derecha a izquierda en el caso de escoliosis.

Ponte entonces, oso y desnudo, en una posición frontal relajada, con los brazos a los lados, las palmas hacia los muslos, los pies ligeramente separados pero paralelos entre sí. No realice ninguna contracción, retracción, extensión u otra acción que cambie su estructura; si lo hace, sólo se engañará a sí mismo.

A continuación, analizamos los aspectos principales de la postura, realizando un análisis frontal, lateral y posterior.

- Análisis frontal: altura del hombro: si un hombro es más alto que otro, suele haber escoliosis.

Nivel de la mano en los muslos: si los hombros son asimétricos, las manos también deben estar a una altura ligeramente diferente, pero la diferencia puede disimularse mediante la diferente extensión de brazos y muñecas.

El ángulo entre los hombros y el cuello: si la línea de los hombros con el cuello forma un ángulo superior a 90 °, se dice que los hombros son "Postiglione" y generalmente se combinan con cifosis y escápulas aladas.

Nivel de la cadera: si una cresta ilíaca es más alta que la otra, puede haber escoliosis o una longitud diferente de los miembros inferiores.

Línea de la pierna: recta, arqueada ox con referencia a la rodilla y a la articulación tibiotarsal.

- Análisis lateral:

La curva de la columna a nivel de los hombros: si la curva fisiológica está más acentuada, hay cifosis, la llamada "joroba", generalmente se asocia también a los hombros interiorizados (movimiento hacia adelante).

Posición de los omóplatos: si la esquina inferior de los omóplatos (son huesos triangulares) está visiblemente hacia afuera, existen los llamados "omóplatos alados", la falta de adición de lo anterior no depende de la delgadez del sujeto. .

La curva de la columna a nivel lumbar: si la curva fisiológica es más acentuada suele estar presente la lordosis, con retroversión o anteversión acentuada.

- Análisis de espalda:

todos los puntos del análisis frontal son válidos pero relacionados con el retrovisor.

La presencia de escoliosis es detectable posteriormente por una marcada contracción e hipertrofia de un lado en comparación con el otro. Tomando como punto de apoyo para la plomada, el centro de la nuca o prominencia de las 7 vértebras cervicales, y como punto de escape el pliegue interglúteo, se evidenciará el desplazamiento de la columna vertebral hacia un lado o hacia el otro en la presencia de escoliosis.

Llegados a este punto, diría que siempre de forma sumariamente exhaustiva, los principales problemas posturales detectados (escoliosis, cifosis, lordosis, omóplatos alados, hombros anteriores y hombros en "tachuela") pueden ocasionar problemas en el desarrollo de los pectorales, bíceps, piernas y abdominales.

Y este podría ser el menor de los males. Piense en lo que le puede pasar a una persona con escoliosis que realiza un desprendimiento "fuerte" del suelo. Su "heavy" nunca será un récord de levantamiento interesante; el desarrollo muscular no será apreciable y terminará antes de los cuarenta con la hernia de disco !!!

Profundicemos en el problema pectoral, ya mencionado.

Como hemos visto, la estructura modificada de la columna vertebral y las clavículas provoca el acortamiento del gran pectoral, que se encierra en sí mismo y será incapaz de extenderse y contraerse en un rango de movimiento completo, perdiendo así hasta un 50% de su fuerza.

Si cargamos sobre esta disposición un intenso trabajo de banco y tracciones en la barra con agarre supino, agravaremos la postura incorrecta con el único resultado de acortar cada vez más el gran pectoral que asumirá junto con el pequeño pectoral una forma redonda. Además, la hipertrofia o, mejor, el acortamiento del pectoral mayor junto con el del dorsal ancho contribuirá cada vez más a interiorizar y bajar los hombros.

Una estrategia correcta para este problema puede ser:

Mantenga todos los ejercicios pectorales y deltoides anteriores al mínimo, elimine los paralelos.

Elimine las tracciones en la barra con agarre supino y reemplácese (si puede) con tracción con agarre amplio, hacia adelante, hacia atrás o esternal, de lo contrario en la máquina de lat.

Insertar un programa intenso y variado para la espalda que incluye como ejercicios de bases multiarticulares: desprendimientos (si no presenta escoliosis), batidos, remero con barra, tirado de la polea con un grip ancho y prono.

En particular, los tirones de polea, o incluso los remeros, deben realizarse con un peso mucho menor al que se suele utilizar. La atención muscular debe reservarse para la aducción de la escápula y no para el levantamiento a través de los brazos de una gran carga.

Analicemos ahora otro problema típico ligado a la postura, el del bíceps en el ejercicio clásico con barra. Si los hombros caen hacia adelante, ya están débiles; si agregamos peso, literalmente se romperán hacia adelante, disminuyendo la excursión de la barra en el rizo, haciendo que el centro de gravedad caiga dentro del busto en lugar de fuera de él. La forma general del bíceps parecerá más voluminosa en la parte superior del deltoides. En esta situación, también sentirás al final de una serie de curls de bíceps con barra, una fatiga trapezoide que es mayor que la del bíceps, ya que, en la práctica, casi estás haciendo batidos. La solución pasa por adoptar medidas sencillas que coloquen el bíceps en alargamiento y aislamiento. Por ejemplo, realice el curl con mancuernas sentado en un banco inclinado a 45 ° o realice el curl con barra con los hombros apoyados en la pared. Otra situación típica de mala postura es la desestabilización de la cuenca. Este problema genera repercusiones negativas en todos los ejercicios, pero en parte en la sentadilla.

Sobre problemas relacionados con la ejecución de la sentadilla, nunca dejas de hablar y una perfecta ejecución de la sentadilla, que incluye la bajada de la pelvis hasta el punto en que la espalda no está redondeada, no deja libre de lesiones. De hecho, todos prestan atención al hecho de que la parte baja de la espalda no debe redondearse, ¡pero nadie menciona el hecho de que la misma ni siquiera debe arquearse! Un sujeto con una actitud cifótica y la consecuente lordosis adaptativa secundaria o lordótica, que realiza la sentadilla "naturalmente", eleva la espalda baja, apareciendo como un ejecutante perfecto de la sentadilla.

En realidad, el pandeo excesivo, además de provocar presiones peligrosas sobre los discos vertebrales, agrava la luxación de la pelvis. ¿Y qué decir, si el sujeto tiene escoliosis? La hebilla necesaria para la "sentadilla segura" tendrá un precio elevado: la columna vertebral bajo carga y atada al suelo, girará sobre sí misma para encontrar su equilibrio y recrear las curvas fisiológicas, para ello nos inscribimos en los programas de pensiones. ¡"hernia segura" y "cartílagos consumidos"!

En este caso, una estrategia para este problema podría ser:

- Reemplaza la sentadilla con la prensa de piernas o incluso con la extensión de piernas.

- en los casos más graves, elimine cualquier ejercicio en el que el peso de la barra sea grave en la columna vertebral.

Finalmente, elija ejercicios adecuados a sus posibilidades físicas. Esto lo llevará más lejos en el camino del desarrollo muscular de lo que puede obtener si desea realizar ejercicios considerados fundamentales para el desarrollo muscular pero peligrosos para usted a toda costa.

Los problemas posturales representados hasta ahora sirven para crear interés en un aspecto que con demasiada frecuencia se pasa por alto mientras que las estrategias adoptadas para utilizar un enfoque de musculación que puede ser bueno para aquellos que no tienen problemas graves y poseen un buen nivel de fuerza general.

POSTURAL CONTROL

Por postura, nos referimos a la posición de los segmentos corporales individuales, entre sí, y su orientación en el espacio. La ejecución de cualquier acción motora implica la implementación contextual de una secuencia compleja de movimientos que une la acción de muchos músculos hacia el objetivo común de mantener el equilibrio, esta serie de movimientos se denomina ajustes posturales. Estos movimientos tienen lugar tanto en condiciones estáticas como dinámicas, con el fin de mantener una determinada posición respectivamente estando quieto o durante la ejecución de los movimientos. Las respuestas posturales son el resultado de información proveniente de diferentes tipos de receptores sensoriales que permiten que el sistema motor genere respuestas compensatorias automáticas (procesamiento de retroalimentación) o respuestas anticipatorias (retroalimentación).

mantienen la cabeza y el tronco en eje contra la fuerza de la gravedad

mantienen el centro de gravedad dentro de la base de soporte

estabilizan las partes del cuerpo que actúan como soporte cuando otras están en movimiento

La alineación de la cabeza y el tronco con respecto a la fuerza de gravedad está garantizada por los reflejos vestibular y cervical, evocados respectivamente por cambios en la posición de la cabeza en el espacio y en relación al cuello (flexión y rotación). Los reflejos vestibulares son inducidos por la estimulación del sáculo y del utrículo (aceleración lineal) y de los canales semicirculares (aceleración angular) del laberinto. Los reflejos cervicales están determinados por estímulos propioceptivos de los músculos y articulaciones del cuello. Ambos tipos de reflejos están mediados por circuitos, principalmente de retroalimentación, que bajo el control cerebeloso generan respuestas coordinadas de los músculos de los brazos, de las piernas y del cuello diseñadas para contrarrestar la desalineación del cuello sobre el tronco y evitar la consiguiente posible caída.

El mantenimiento del centro de gravedad dentro de la base de apoyo, por tanto el equilibrio, tanto en posición estática como en el transcurso de la marcha, está asegurado por un complejo sistema de input sensorial que transporta información sobre las desviaciones de la posición ortogonal del cuerpo con respecto al suelo. Los receptores periféricos que intervienen en esta tarea son los cutáneos, que señalan las fuerzas de torsión que actúan sobre la piel de los pies; los propioceptores musculares y articulares que, sensibles a los cambios en la tensión muscular y a los cambios en la posición de los segmentos articulares, revelan la inclinación del cuerpo; los receptores vestibulares que, basados en los movimientos de la cabeza, indican la inclinación del cuerpo; y finalmente las entradas visuales que transmiten información sobre el movimiento del campo visual.

El control dinámico de la postura es esencial al realizar cualquier acción motora voluntaria. La ejecución de cualquier movimiento que tenga incluso una mínima intensidad y complejidad resultaría en la pérdida del equilibrio si no fuera acompañado de una serie de movimientos dirigidos a contrarrestar los efectos del propio movimiento sobre la postura. Aunque la aparente estereotipia hace que la actividad motora postural sea similar a las respuestas reflejas, en realidad se ve fuertemente modificada por la experiencia, ya que es posible que en diferentes situaciones, un mismo estímulo evoque diferentes respuestas. Esto significa que las respuestas posturales, además de estar formadas por un componente automático, pueden estar fuertemente condicionadas por el aprendizaje. Basta pensar en los complejos ajustes posturales que se realizan durante la marcha que aprendemos durante los primeros meses de vida, o los necesarios para el ciclismo o el esquí que es igualmente objeto de aprendizaje. Este tipo de control se basa en circuitos que, a través de mecanismos feed-forward, implementan los ajustes oportunos antes de que ocurran los eventos que llevarían a la pérdida de equilibrio. Estos circuitos están bajo control cortical, en fase de aprendizaje, y por debajo de la fase subcortical y cerebelosa, cuando el movimiento ha adquirido características de automaticidad. Este tipo de control se basa en circuitos que, a través de mecanismos feed-forward, implementan los ajustes oportunos antes de que ocurran los eventos que llevarían a la pérdida de equilibrio. Estos circuitos están bajo control cortical, en fase de aprendizaje, y por debajo de la fase subcortical y cerebelosa, cuando el movimiento ha adquirido características de automaticidad. Este tipo de control se basa en circuitos que, a través de mecanismos feed-forward, implementan los ajustes oportunos antes de que ocurran los eventos que llevarían a la pérdida de equilibrio. Estos circuitos están bajo control cortical, en fase de aprendizaje, y por debajo de la fase subcortical y cerebelosa, cuando el movimiento ha adquirido características de automaticidad.

LA IMPORTANCIA DE UNA POSTURA

CORRECTA PARA EL BIENESTAR

La influencia de la postura en nuestro bienestar es bastante significativa.

Una postura correcta es cómoda de mantener, sólida y relajada al mismo tiempo. No crea tensiones musculares perceptibles como dolor, rigidez o fatiga: un esquema postural fisiológico 1, de hecho, permite un equilibrio máximo con un gasto energético mínimo y menos estrés en las estructuras anatómicas. Por el contrario, un patrón incorrecto provoca dolor, cambios anatómicos y afecta el estado emocional y fisiológico de la persona.

A través de un examen especializado muy minucioso, es posible realizar una evaluación de la postura y obtener un plan de ejercicios para corregir los desequilibrios.

A continuación consideraremos algunos puntos fundamentales de la higiene postural para que puedan pasar a formar parte de nuestros hábitos.

1) No mantenga posiciones estáticas durante mucho tiempo

El cuerpo está sujeto a continuas micro-oscilaciones para mantener alineado el centro de gravedad. Entender que nuestro sistema postural requiere constantes ajustes para su correcto funcionamiento puede conducir a mínimas correcciones integradas con las diversas actividades durante el día. Puede utilizarse para reprogramar suavemente un patrón postural rígido o patológico, dando mayor flexibilidad y trofismo al aparato osteoarticular y muscular.

2) Buscando la alineación postural

Si imaginamos nuestro cuerpo como un hilo estirado entre dos extremos, podemos entender cómo la cabeza y los pies condicionan la alineación a lo largo de todo el eje.

Cualquier alteración en el apoyo de los pies repercute en los segmentos superiores, hasta la articulación cérvico-occipital 2, con consecuencias en toda la cadena postural. Lo mismo ocurre con la cabeza: una alineación cervical incorrecta altera la cadena en dirección descendente.

Por razones tanto estáticas como dinámicas, la columna vertebral siempre alterna entre una curva en lordosis 3 y una en cifosis 4 para compensar la carga ergonómica y desarrollar mucha más resistencia a las fuerzas de compresión. En el plano lateral, las alteraciones de las curvaturas fisiológicas de la columna crean desequilibrios en toda la cadena y en las estructuras articulares, particularmente en los tractos cérvico-dorsal y lumbosacro. En el plano frontal, las alteraciones no fisiológicas implican en cambio una desalineación a nivel de los hombros y la pelvis que a menudo se asocia con rotaciones.

3) Mantener el centro de gravedad

Un aspecto fundamental para el equilibrio estático y dinámico del cuerpo es el centro de gravedad, que representa el punto de aplicación de todas las fuerzas de peso sobre un cuerpo.

En el individuo erecto, el centro de gravedad puede identificarse tres centímetros por delante de la tercera vértebra lumbar (a la altura del ombligo). Este es el punto que puede considerarse el verdadero centro del cuerpo.

Para mantener un buen equilibrio, nuestro cuerpo realiza ajustes continuos en relación con el centro de gravedad. La postura estándar en bipedestación viene dada por la extensión de la línea vertical o de gravedad dentro de la base de apoyo. En esta situación, los músculos funcionan de manera eficaz y los órganos torácicos y abdominales están en óptima formación, con una distribución uniforme del peso corporal y una posición estable de cada articulación.

Para evaluar el desplazamiento del centro de gravedad real del ideal se utiliza el examen astrométrico y estabilométrico 5, el cual se realiza en una plataforma especial que permite observar también el apoyo plantar y cualquier desorden de la distribución de la carga. Los datos obtenidos se registran luego para ser comparados, después de un tratamiento dirigido al reequilibrio postural, con un examen posterior.

4) Tonifica los músculos abdominales

Para mantener el centro de gravedad en la posición más cercana a la ideal, es fundamental, junto con la alineación de la vía lumbar, fortalecer la musculatura abdominal.

5) Respirar adecuadamente

Todos los tejidos de nuestro cuerpo necesitan el oxígeno que proviene de la respiración.

Sin embargo, nuestra forma de respirar es muy a menudo superficial y afecta principalmente a la parte superior del pecho, provocando tensiones que contraen los músculos del cuello y los hombros. En cambio, para realizar una respiración correcta, también debemos aprender a estimular las partes inferiores de la caja torácica. Estos, si intervienen en la expansión, determinan un aumento de la oxigenación con menor gasto muscular. En este caso, hablamos de respiración diafragmática, precisamente porque el músculo más utilizado es el diafragma.

La activación de la parte inferior del tórax también provoca una reducción de la tensión a nivel de la cintura escapular6 y una mejor alineación pélvica.

La correcta respiración diafragmática, por tanto, conduce a una relajación de las tensiones musculares y una disminución de los bloqueos articulares.

También determina una modificación en la disposición de las vértebras: en la inhalación, las curvas fisiológicas aumentan, mientras que en la espiración, disminuyen. Esto crea un micro-movimiento intervertebral que estimula la relajación muscular.

El cuerpo, por tanto, debe ser concebido como un conjunto de estructuras que se influyen entre sí. El daño a una sola estructura provoca una reducción de la funcionalidad del cuerpo en su totalidad, así como una mejora en un segmento puede mejorar el conjunto.

Incluyendo el uso de una respiración diafragmática adecuada, es recomendable controlar la respiración de vez en cuando, integrando este hábito en la vida diaria.

También es importante aprender a romper la monotonía de las posiciones en las que nos vemos obligados, por motivos de trabajo o por otras necesidades, tomando el hábito de estar de pie unos minutos y realizar respiraciones diafragmáticas profundas.

6) Tomar conciencia del monolateralismo

Cada uno de nosotros utiliza principalmente una parte del cuerpo, la derecha o la izquierda, para realizar la mayoría de los gestos diarios.

Esta elección tiene numerosas ventajas (como rapidez y precisión), pero puede crear ligeros desequilibrios en el tono muscular, que en ocasiones aparecen como auténticas asimetrías. Las personas ambidiestras y zurdas generalmente están mejor protegidas a medida que aprenden a usar ambos lados.

Ser consciente de ello, en cualquier caso, nos permite reforzar el hemilato que menos usamos y, por tanto, atenuar los trastornos de monolateralismo.

PROBLEMAS POSTURALES: CAUSAS, SÍNTOMAS

Una postura incorrecta conlleva riesgos y consecuencias para la salud de nuestro cuerpo y, en particular, para la columna vertebral.

Observando una persona de espalda, notamos un curso vertical de la columna, mientras que, si lo observamos de perfil, descubrimos que la columna vertebral se caracteriza por la presencia de cuatro curvas, alternativamente cóncavas y convexas, que corresponden a las cuatro partes principales de la propia columna:

el primero, a nivel del cuello, conocido como lordosis cervical;

el segundo, a nivel torácico, conocido como cifosis torácica;

el tercero, a nivel lumbar, conocido como lordosis lumbar;

el cuarto, a nivel sacro, conocido como cifosis sacra.

Estas curvas tienen la función de soportar y amortiguar la carga de la cabeza y el tórax, las sobrecargas externas y las provenientes del impacto de los pies con el suelo; además, ayudan a mantener el equilibrio y a reducir la carga en la columna, en caso de movimientos bruscos.

La postura correcta es fundamental para mantener estas curvaturas naturales, al contrario de lo que ocurre cuando se toman posiciones incorrectas y no fisiológicas, especialmente si se mantienen durante largos períodos de tiempo, durante los cuales los músculos sufren presiones y tensiones antinaturales, que generan dolor y cuyas consecuencias se derraman. a todos los distritos del cuerpo.

Problemas posturales, causas y factores que influyen en el origen de las molestias posturales, por regla general, hay un evento traumático, incluso leve o muy lejano en años, que ha causado una alteración del equilibrio de la cadena de las articulaciones, que conecta el cuello, la columna y las extremidades.

El cuerpo responde implementando una serie de mecanismos de compensación, que dan lugar a actitudes posturales defectuosas.

Para mantener el tono muscular, de hecho, el cuerpo involucra los cinco sentidos, los centros vestibulares para el equilibrio, por ejemplo, y todo el sistema nervioso central.

Con el tiempo, esta situación genera fallas en la posición, como una alteración del soporte plantar, que puede provocar pie plano o hueco, afectando tobillo, pie y rodilla, o dolor en la pelvis, que se manifiesta por cifosis y escoliosis, hasta llegar al cráneo y a la mandíbula, con las consiguientes maloclusiones, arcos dentarios desalineados y defectos visuales.

La postura está, por tanto, influenciada por: movimientos que imponen esfuerzo, tanto en los músculos como en los ligamentos, como inclinarse hacia delante, agacharse, desequilibrar el cuerpo de un lado; si se prolongan en el tiempo, pueden provocar la aparición de fatiga y dolor; peso corporal excesivo y condiciones, como rigidez o tono muscular reducido, que a menudo se presentan cuando el estilo de vida es particularmente sedentario;

algunas actividades profesionales, que implican posturas incorrectas prolongadas en el tiempo;

- estrés psicofísico;

- factores emocionales.

- Síntomas de mala postura

A nivel del cráneo y del distrito cervical, los síntomas de un desequilibrio postural son:

- dolor de cabeza / migraña;

- mareo;

- dolores del trigémino;

- presión sobre los globos oculares;

- mandíbula de dientes no alineados movidos hacia afuera / adentro;

- chasquido de la boca al abrir o cerrar;

- bruxismo;

- itchy ears and tinnitus;

- diplopia.

A nivel vertebral, sin embargo, es posible encontrar:

- rigidez de nuca;

- ciática;

- lumbalgia;

- dolor de espalda;

- parestesia de las extremidades;

- dificultad para caminar.

A nivel articular, los síntomas más habituales son:

- artralgia o dolor en las articulaciones;

- dolores y dislocaciones del pie, como hallux valgus, pie plano y pie hueco;

- callos y callosidades;

- rotaciones que es el desmontaje de la pelvis;

- vare y valgus, o dislocaciones de rodillas;

- preposiciones, es decir, dislocaciones del hombro.

En general, por lo tanto, las secuelas de eventos traumáticos y malos hábitos de vida pueden acelerar los procesos fisiológicos degenerativos del cuerpo y limitar las mejoras en la recuperación postural.

Está claro que la solución terapéutica y preventiva solo puede ser un programa personalizado y profesional, que tenga como objetivo la reeducación postural y la corrección postural, teniendo también en cuenta factores desencadenantes y agravantes.

Consecuencias de los problemas posturales

Como puede imaginar, las posiciones incorrectas de las distintas partes de nuestro cuerpo pueden crear tensiones tanto físicas como fisiológicas en los órganos interesados. Por ejemplo:

un posicionamiento incorrecto de la pelvis puede causar dificultades a todos los órganos que contiene, con los consiguientes problemas potenciales de tipo urológico, ginecológico y visceral; otras disfunciones pueden derivar del estrechamiento del orificio de conjugación vertebral, llamado orificio intervertebral, debido a la desalineación vertebral, asociada con la contracción y retracción muscular, con el consiguiente daño a las fibras neurovegetativas y nervios espinales, que afectan directa o indirectamente a los órganos torácicos, abdominales y pelvis;

Las tensiones, contracturas y retracciones a nivel de los músculos cérvico-dorsales y cervicales de la zona suboccipital, muchas veces asociadas a problemas posturales y estomatognáticos, favorecen la aparición de dolores de cabeza, náuseas, dolores oculares y pérdida de visión, dolores dentarios, acúfenos, problemas de equilibrio, problemas de memoria y concentración y envejecimiento cerebral temprano;

escasa respiración fisiológica, con la consiguiente alteración de la musculatura respiratoria y, en particular, del diafragma, que, al estar en estrecho contacto con los órganos vitales del abdomen y tórax, condiciona su fisiología; además, un diafragma retráctil favorecerá los problemas circulatorios, dado su papel fundamental como bomba para el retorno de la sangre, mediante la acción de depresión-presión sobre los órganos torácicos y abdominales, y la hiperlordosis lumbar, dadas sus inserciones en la columna lumbar;

problemas circulatorios de los fluidos corporales en las extremidades inferiores: en particular, se debe considerar la presencia del nodo vascular y nervioso ubicado a nivel del tobillo medial del tobillo; este nódulo es crucial para el retorno venoso, pero muchas veces no cumple fisiológicamente su función, porque está sometido a tensiones, debido a los desequilibrios posturales, como el reposo del pie en subversión;

enrollamiento-desenrollamiento incorrecto del pie durante el paso, o un posible empuje propulsor de circulación venosa insuficiente; de hecho, al caminar, el pie, el tobillo y la pantorrilla forman una unidad anatómico-funcional, que actúa como un "corazón periférico"; las retracciones y adherencias de las bandas son obstáculos circulatorios; las consecuencias de esto pueden ser edemas por estasis circulatoria, sensación de cansancio e inquietud de los miembros inferiores, varices, linfedema, flebitis, etc.

En realidad, a medida que avanzan los estudios y las investigaciones posturales, los problemas relacionados con la postura parecen ser cada vez más numerosos: estos, además de la esfera puramente física y orgánica, también afectan a esa esfera psíquica.

Finalmente, es bueno recordar la existencia de disfunciones orgánicas primarias, que es de origen no postural, pero susceptibles de alteraciones posturales secundarias, como patologías visuales, auditivas, de vestíbulo, estomatognáticas, respiratorias, gastroentéricas, neurológicas, autoinmunes, cicatrices importantes. etc.

En estos casos, será necesario priorizar los tratamientos relativos y los tratamientos especializados, consistente en tratamiento farmacológico, reeducación vestibular o visual en el protocolo de reeducación postural.

De ahí la importancia de un diagnóstico inicial preciso y completo, a través del examen postural.

PROBLEMAS POSTURALES EN LOS NIÑOS

El examen de la columna y el sistema nervioso de un niño podría ser una de las pruebas más importantes de su vida: el sistema nervioso se encarga de controlar todas las funciones de nuestro cuerpo, ya que recibe y envía estímulos en forma de impulso nervioso, reequilibra el energía, para que el niño pueda adaptarse mejor al entorno circundante.

Para conseguir que el sistema nervioso funcione de forma correcta, es necesario que reciba una buena estimulación de los receptores presentes en todo el cuerpo y, por tanto, también en los músculos que controlan la postura del cuello y la columna.

La infancia es un período de considerable actividad física: los saltos, las competiciones, las caídas y los accidentes pueden provocar desalineaciones de la columna vertebral, provocando una alteración en el funcionamiento de los receptores y, por tanto, una menor actividad del sistema nervioso.

De hecho, si se produce un mal funcionamiento de la columna, las neuronas del sistema nervioso reciben menos estimulación y el propio sistema nervioso pierde su capacidad para adaptar el cuerpo a los cambios ambientales: este puede ser el origen de un debilitamiento general del organismo del niño. , que tendrá menos resistencia a las enfermedades.

Sería una buena regla para todos los padres que revisen la columna vertebral de sus hijos al menos una vez en su vida, especialmente durante los años de crecimiento: así como es necesario examinar la vista, el oído y otros factores de forma regular, Se considera igualmente necesario el control del funcionamiento de la columna vertebral y del sistema nervioso para restablecer un buen estado de salud general.

De hecho, la edad púbica, que varía de un individuo a otro, se considera de alto riesgo de aparición de deformidades vertebrales, tanto en mujeres como en hombres.

El crecimiento y el desarrollo obligan al cuerpo a asumir nuevas posiciones, a veces incorrectas, para buscar nuevos equilibrios que, a la larga, pueden resultar en actitudes erróneas del esqueleto: en estos casos hablamos de paramorfismo, indicando con esta expresión todo eso, si bien determina una alteración de la forma corporal, es corregible; hablamos, sin embargo, de dismorfismos, cuando las alteraciones esqueléticas se han vuelto crónicas y no pueden modificarse con la reeducación postural.

La mayoría de los paramorfismos se forman en la edad escolar, muchas veces por una mala postura entre los bancos o por una carga excesiva de mochilas y maletines, pero, si se detectan desde los primeros años de escuela, pueden eliminarse mediante reeducación postural; en cambio, los dimorfismos se generan debido a la falta de atención hacia el paramorfismo.

El paramorfismo más fácilmente comprobable puede afectar a la espalda y los miembros inferiores: a su vez, el primero se divide en simétrico o asimétrico, según actúen en el plano sagital o en el frontal.

Entre los tipos de paramorfismo más comunes recordamos:

postura relajada o vestimenta asténica, debido a la incapacidad del cuerpo para oponerse a la fuerza de gravedad, que altera su forma: el sujeto muestra la cabeza inclinada hacia adelante, abdomen prominente, hombros caídos, pies planos; posteriormente, se establecen actitudes escolióticas; el hábito asténico se considera la principal causa de los diversos paramorfismos;

lordosis lumbar y espalda curva: cuando la curva fisiológica dorsal de la cifosis es más llamativa de lo normal; hay una tendencia a evaluar una columna "curva", cuando el ángulo de curvatura del sujeto de pie, en la sección dorsal, supera los 40 °; la actitud de la cifosis puede transformarse, si no se tiene en cuenta, en una espalda curvada asténica; junto con la espalda curvada, se debe considerar la lordosis lumbar, que se forma como una curva de compensación junto con el abdomen prominente;

actitud escoliótica: al frente, la columna vertebral debe estar perfectamente recta; por tanto, se denomina escoliosis a cualquier desviación de esta última hacia la izquierda o hacia la derecha, que

53

sale de la vertical de la plomada imaginaria, que va desde la primera vértebra cervical hasta la última vértebra sacra; además, se encontró que:

la escoliosis se encuentra más fácilmente en el sexo femenino que en el masculino, con una proporción de 3 a 1; solo en el porcentaje de 25-30% es hereditario, sin embargo, si está presente en la misma familia, se encuentra con mayor frecuencia;

puede depender de posiciones "cómodas", que los niños suelen adoptar.

Lo que permite detectar la presencia real de escoliosis es el informe radiográfico.

Sin embargo, otro método para detectarlo es colocar al sujeto con los pies juntos, en máxima flexión del torso hacia adelante, con las manos en los pies: si notas una evidente convexidad en la espalda (joroba), estaremos en presencia de una escoliosis; si, en cambio, el raquis resulta sin ningún relieve evidente en el tracto dorsal, probablemente, nos encontraremos ante una actitud sencilla.

Diagnóstico

El diagnóstico es siempre clínico y se realiza a través de la observación del paciente o con pruebas instrumentales específicas, para resaltar los trastornos y medir su extensión en cada edad: el estudio del paciente con plomada y con espejo postural permite resaltar las asimetrías, desviaciones y deformidades; además, existen pruebas específicas de reacciones posturales, en función de la edad y maduración alcanzada, en relación con los diferentes sistemas de control que interactúan en el equilibrio postural:

- la vista;

- el balance;

la regulación automática de las trayectorias de los movimientos y de las posiciones articulares mutuas del cuerpo, a través de los mecanismos de propiocepción.

En el laboratorio, a través de la digitalización de datos, es posible identificar y medir con precisión los trastornos posturales relacionados con sobrecargas funcionales en la columna y en las extremidades, en el curso de la práctica deportiva o en posiciones de trabajo incómodas con:

- la Posturografía, para medir los desequilibrios en el sistema postural;

- electromiografía de superficie, no invasiva, para el estudio del ruido eléctrico, en el caso de tensión muscular;

- la algometría, que especifica la extensión del dolor;

- el inclinómetro o goniometría, para las desviaciones de los ejes del movimiento;

- la termografía, con la que se registra un aumento de calor, en el caso de perturbación mecánica;

- ultrasonido, para ver las lesiones de todo el sistema musculoesquelético.

Tratamiento

La gimnasia y la rehabilitación son las ramas de la medicina rehabilitadora, que utilizan el movimiento o las posturas para prevenir y reducir los riesgos de alteraciones mecánicas del cuerpo.

Este tratamiento está dirigido a adultos, para incrementar la sostenibilidad del trabajo mecánico repetitivo y, por tanto, para prevenir o tratar dolores o lesiones en el sistema musculoesquelético; en cuanto a los niños, en cambio, tiene como objetivo prevenir la acumulación de microtraumas, trastornos o lesiones, que modifican el futuro de los niños hasta la deformidad.

En consecuencia, a una postura incorrecta, no solo los huesos, sino también los tejidos blandos asumen estados alterados: algunos músculos pierden su tono y no sostienen la estructura como deberían; otros, por otro lado, se retiran, lo que resulta en rigidez y acortamiento y creando fuertes tensiones.

De esta forma, todo el sistema musculoesquelético se encuentra en una situación de fuerte desequilibrio; además, a menudo se asocia con dolor y complicaciones funcionales.

Casi siempre, la gimnasia postural también utiliza la gimnasia respiratoria.

A quién contactar

Muchos intentan hacer ejercicios físicos y actividades de bricolaje, en un intento de resolver el problema sin salir de casa o recurrir a figuras inadecuadas e inadecuadas, como los gimnasios donde se realiza la gimnasia grupal, corriendo el riesgo de empeorar su propia condición.

La figura más adecuada a la que acudir es la del posturólogo: un profesional de la rama de la salud, que ha cursado un curso o un máster de posturología y es, por tanto, una figura que se ocupa del diagnóstico y / o rehabilitación postural, según el caso. propia especificidad.

¿QUÉ DEPORTE HACES PARA EL DOLOR DE ESPALDA?

¿Qué deporte haces para el dolor de espalda y la postura correcta?

Si has sufrido de dolor de espalda aunque sea una vez en tu vida, por supuesto, conocerás todos los mejores remedios posibles para este problema, pero ¿también sabes qué deporte hacer para el dolor de espalda?

De hecho, desde hace algún tiempo se ha extendido la excelente costumbre de utilizar el deporte para prevenir y corregir cualquier problema postural o, en todo caso, a la espalda.

Por supuesto, no todos los deportes están indicados para el dolor de espalda, pero algunos son una verdadera panacea y pueden marcar la diferencia entre una persona con la postura correcta y otra con desequilibrios en la columna.

Vamos a empezar desde el principio.

DOLOR DE ESPALDA: CAUSAS Y SÍNTOMAS

El dolor de espalda es uno de los síndromes de dolor más frecuentes y, como es lógico, es uno de los principales motivos por los que se requiere una consulta médica.

En la mayoría de los casos se manifiesta como un dolor episódico de corta duración, de unos días o de unas semanas, que se resuelve de forma espontánea o con una intervención terapéutica de diversa índole.

Las causas pueden ser múltiples: problemas de carácter discopático (hernias, protuberancias), artrosis, alteraciones posturales, debilidad de la musculatura paravertebral, traumatismos musculares, como un estiramiento por un movimiento incorrecto o por una contractura provocada por tensiones excesivas o posturas incorrectas. tiempo extraordinario.

De hecho, muchas veces pasamos horas sentados en nuestros escritorios o en el coche, adoptando posturas que nos parecen cómodas, pero que resultan ser posiciones perjudiciales para nuestra espalda y que a la larga pueden llevarnos a desequilibrios, como la escoliosis, lordosis o cifosis.

El síntoma que es común a todos los tipos de dolor de espalda es el dolor.

La naturaleza de la alteración puede establecerse con precisión en función de la ubicación precisa, la intensidad, la duración y los momentos particulares del día en los que se produce la sensación dolorosa.

Terapia postural

Sea cual sea la causa del dolor de espalda, la terapia más indicada es sin duda la terapia postural.

Existen varios enfoques posturales y diferentes métodos utilizados por los especialistas del sector, pero todos tienen el mismo objetivo: reequilibrar la fuerza de los músculos de la columna, liberando tensiones y alargando todos los músculos de la cadena cinética posterior, que va desde el occipucio al 'dedo gordo del pie.

Deportes recomendados y deportes para evitar

Para evitar el dolor de espalda, la actividad física debe ser paulatina, moderada y realizada de forma correcta: por ello, es recomendable que sea seguida al menos inicialmente por un experto.

Los deportes más preferidos para el dolor de espalda son:

-   natación: como actividad realizada en ausencia de gravedad, se reduce el peso del cuerpo y no se sobrecarga la columna vertebral;

- caminar: es un tipo de actividad que beneficia a todos y para todo el cuerpo, pero es necesario tomar las precauciones adecuadas, como calzado adecuado, plan regular, control de la postura durante el viaje;

- pilates: ayuda tanto a mejorar la postura como a fortalecer los músculos; Pilates es importante porque el bienestar de nuestra espalda también depende de los músculos, que deben estar a la vez tonificados y elásticos para apoyar tanto la estabilidad como la movilidad de la columna.

Los deportes a evitar en caso de dolor de espalda son:

- ciclismo, pero también bicicletas estáticas y de spinning;

- carrera;

- levantamiento de pesas.

Estos deportes no son para condenar de manera absoluta, pero, poniendo bajo presión la bisagra lumbosacra y la espalda en general, es mejor evitarlos para no estresar excesivamente una zona ya inflamada.

CONTRACTURA MUSCULAR DEL CUELLO:

SÍNTOMAS, CAUSAS Y REMEDIOS

La de la contractura de los músculos del cuello es una condición muy molesta y limitante en las actividades de la vida cotidiana, aunque con demasiada frecuencia es subestimada por quienes la padecen.

Contractura del cuello: síntomas y causas

Los principales síntomas de este trastorno son dolor de cuello, rigidez muscular, sensación de tensión, pesadez, limitación severa del movimiento y, en algunos casos, dolor de cabeza y mareos.

Las causas que llevaron al desarrollo de este problema también pueden ser varias:

- sobrecarga de los músculos del cuello;

- frialdad;

- movimiento repentino, rápido e incorrecto;

- posturas incorrectas repetidas con el tiempo;

- la postura alterada del tracto cervical;

- discopatías (protuberancias, hernias) de la columna cervical;

- somatización por estrés, ansiedad y / o estados depresivos.

Remedios y terapia para la contractura de los músculos del cuello

Por tanto, es importante realizar un diagnóstico diferencial e identificar la causa del dolor de cuello.

Una vez identificado el motivo, se puede seguir rápidamente la terapia más adecuada, que generalmente es farmacológica y fisioterapéutica.

Es fundamental contactar con un especialista, como un ortopedista y / o fisiatra, que prescribirá la atención adecuada y calibrada en función del problema específico y las necesidades de la persona que lo padece.

En general, para relajar la musculatura se utilizan diversos tipos de fármacos, principalmente relajantes musculares y antiinflamatorios, junto a estos últimos con terapias instrumentales y manuales de fisioterapia, como la tecarterapia, que junto a los masajes descontracturantes son los tratamientos de elección. , que logran relajar y relajar los músculos doloridos.

El músculo más grande y extenso del distrito cervical es definitivamente el músculo trapecio, que con frecuencia se contrae, lo que resulta en la principal causa de dolor de cuello.

En cualquier caso, es importante actuar de inmediato para evitar que el problema se vuelva crónico y genere situaciones secundarias más incapacitantes, que si no se corrigen a tiempo y de la forma adecuada, pueden volverse permanentes, como la rigidez de cuello, la mialgia cervicalgia. , cambios posturales, dolor en el hombro, etc.

OSTEOPENIA: QUÉ ES Y CUÁLES SON LOS REMEDIOS

La osteopenia es la reducción de la masa ósea; se define como aquella afección ósea para la que existe una densidad mineral por debajo de los valores normales, pero que aún no puede considerarse osteoporosis.

En esencia, resulta en huesos más delgados y débiles.

Dentro de ciertos límites, la osteopenia debe considerarse parte del proceso natural de envejecimiento: el tejido óseo, de hecho, a lo largo de los años sufre una progresiva reducción cuantitativa y cualitativa.

La masa ósea permanece estable en los valores máximos dentro de los primeros 30-40 años de vida, durante los cuales la osteogénesis que es el proceso de formación del tejido óseo es aproximadamente igual a la resorción ósea.

Después de este período, la actividad de los osteoblastos, es decir, las células responsables de la formación de nuevo tejido óseo, comienza a contraerse, mientras que la de los osteoclastos, por tanto las células asignadas a la osteólisis, se mantiene en los niveles anteriores.

A menudo, la osteopenia ocurre en los años inmediatamente posteriores a la menopausia y está relacionada con la disminución natural de los estrógenos, que son las hormonas necesarias para el metabolismo óseo normal y que, junto con la parathormona y la calcitonina, regulan el equilibrio entre la producción y la resorción ósea.

Los síntomas de la osteopenia

La osteopenia en sí no causa ningún síntoma particular, pero su presencia es un factor que predispone a las fracturas óseas.

Una fractura ósea por osteopenia, como la de osteoporosis, es una patología muy dolorosa, que en algunos sitios anatómicos, por ejemplo, la cadera, es difícil de curar de forma espontánea y, por ello, requiere una intervención quirúrgica reparadora.

Algunas fracturas óseas debidas a osteopenia, que afectan a las vértebras de la columna, por lo tanto fracturas vertebrales o espinales, son completamente indoloras.

En estas situaciones, la identificación del problema se produce de forma completamente aleatoria.

Más comúnmente, la osteopenia ocurre en ciertos tipos de sujetos, como:

- mujeres menopáusicas;

- de fumar;

- alcohólicos;

- Personas mayores;

- pacientes con bajo peso o desnutridos.

Osteopenia leve o grave

Para un correcto diagnóstico, la prueba más adecuada es la denominada densitometría ósea.

La densitometría ósea es una técnica diagnóstica que permite evaluar la densidad mineral ósea, es decir, el parámetro que, en el caso de la osteopenia y la osteoporosis, es inferior a los valores normales.

The " Z score," instead, is the measure of how much the bone mineral density value of the examined subject differs from the reference value, represented by the healthy population of the same age and sex.

Otras pruebas diagnósticas a las que los médicos podrían recurrir en caso de sospecha de osteopenia son:

- tomografía computarizada cuantitativa;

- tomografía computarizada cuantitativa periférica;

- ecografía ósea cuantitativa.

El instrumento para densitometría ósea describe la densidad mineral ósea de un individuo a través de dos parámetros, llamados "puntuación T" y "puntuación Z".

La "puntuación T" es la medida de cuánto difiere el valor de la densidad mineral ósea del sujeto examinado del valor de referencia, representado por la población sana entre 25 y 30 años y del mismo sexo.

La "puntuación Z", en cambio, es la medida de cuánto difiere el valor de la densidad mineral ósea del sujeto examinado del valor de referencia, representado por la población sana de la misma edad y sexo.

Osteopenia cure

Deportes y consejos

Para afrontar mejor la osteopenia y el riesgo de fracturas derivadas de ella, se recomienda un estilo de vida activo: realizar actividad física regular, al menos tres veces por semana, con ejercicios de carga y resistencia es muy útil para controlar y combatir el avance de la osteopenia.

El peso del cuerpo, combinado con la fuerza de gravedad que descansa sobre los huesos durante la práctica de actividades deportivas, representa un estímulo positivo para el esqueleto y para la deposición ósea.

Los principales ejercicios de ejercicio físico incluyen ejercicios con pesas ligeras o elásticas que sirven para fortalecer los músculos y hacerlos menos rígidos.

Una musculatura más fuerte y menos rígida reduce el riesgo de caídas accidentales y, por tanto, también de fracturas.

Otro tipo de gimnasia útil consiste en realizar ejercicios de resistencia física y actividades aeróbicas, como caminar, caminar, bailar, subir y bajar escaleras, etc.

Estilo de vida y nutrición

Un consejo que creemos que podemos dar de forma decisiva es dejar de fumar y reducir la ingesta de alcohol.

En tales casos, la dieta para la osteopenia más indicada es aquella que aporta un aporte adecuado de calcio y vitamina D.

Los alimentos más ricos en calcio son la leche, los derivados de la leche, las verduras de hoja verde, etc., mientras que los alimentos con mayor contenido de vitamina D, por otro lado, son los huevos, el salmón, las sardinas, el pez espada, etc.

En algunos casos, se recomiendan suplementos dietéticos de calcio y vitamina D.

La salud de nuestros huesos es importante para llevar una vida sana; Especialmente para las mujeres, es fundamental realizar pruebas diagnósticas para comprobar la densidad ósea periódicamente.

En cualquier caso, se confirma que la prevención es la mejor cura.

ESTIRAMIENTO DE BECERRO: CAUSAS, SÍNTOMAS Y TIEMPOS DE RECUPERACIÓN

El estiramiento de la pantorrilla es un dolor persistente que muchos han experimentado y que puede deberse a varias razones.

Comencemos diciendo que cuando hablamos de pantorrilla, comúnmente nos referimos a la masa muscular ubicada en la parte inferior de la región posterior de la pierna.

La pantorrilla está formada por tres músculos: los gemelos, como el gemelo medial y el gemelo lateral, que juntos constituyen el músculo gastrocnemio, y el sóleo, es decir, el músculo que fluye debajo de los gemelos y emerge solo en la parte inferior. de la pierna.

Juntos, los tres músculos constituyen así el llamado tríceps sural o tríceps del sura, conocido como pantorrilla.

Tanto los gemelos como el sóleo encajan en el tendón de Aquiles, también llamado tendón calcáneo.

La pantorrilla puede ser el sitio de diversos problemas patológicos: calambres y distensiones de los músculos constituyentes, luxaciones hacia arriba debido a lesiones en el tendón de Aquiles, roturas de haces de fibras musculares asociadas con hematomas subfasciales y afectación distal de patologías que afectan al nervio ciático (SPE y SPI).

Síntomas de estiramiento de pantorrillas y deportes de mayor riesgo

El estiramiento de pantorrillas es una de las lesiones más frecuentes entre los deportistas y especialmente en aquellos que practican aquellos deportes donde los músculos están constantemente bajo tensión, por lo tanto, fútbol, baloncesto, carrera, etc.

Un deportista puede incurrir en un estiramiento por varias razones, en primer lugar, un mal calentamiento o entrenamiento en terreno irregular con calzado inadecuado.

Esta lesión se da con mayor frecuencia en quienes practican ejercicios de fuerza explosiva, por ejemplo, en futbolistas, velocistas, en quienes corren en pista con zapatillas con clavos, pero también en quienes han perdido elasticidad muscular.

El problema se presenta con un dolor no bien localizado, y a la palpación se puede notar un endurecimiento y enrojecimiento acompañado de sufrimiento.

En estos casos, correr, así como simplemente caminar, es doloroso.

El estiramiento o elongación muscular es una lesión de tamaño mediano que altera el tono muscular normal.

En una escala de gravedad, podríamos situarlo entre la contractura simple, que consiste en un aumento involuntario y permanente del tono muscular, y el desgarro, es decir, la rotura total de las fibras musculares.

Diferencias entre contractura, estiramiento y desgarro muscular

De entrada, es necesario aclarar haciendo un correcto diagnóstico diferencial, para poder identificar si se trata de un estiramiento, contracción o desgarro muscular.

Estos términos, de hecho, no son sinónimos, pero indican diferentes lesiones en términos de grado, tamaño y tiempo de recuperación.

La contractura muscular es una respuesta defensiva cuando el músculo se tensiona más allá del límite de la resistencia fisiológica.

Mediante un mecanismo que podríamos definir como "autodefensa", el músculo se contrae involuntariamente: no hay rotura de fibras, pero el músculo no puede contraerse de forma natural y pierde su elasticidad.

Los tiempos de curación dependen de la eficacia del tratamiento: además de los masajes descontracturantes y la tecarterapia, es importante centrarse en el estiramiento, que, como todos sabemos, también es útil como prevención.

En el estiramiento muscular, por otro lado, hay un dolor agudo y repentino en la pantorrilla seguido de un espasmo muscular.

Sin embargo, en muchos casos, el dolor es soportable y normalmente no impide la continuación de la actividad.

Continuando con la práctica deportiva, aumenta considerablemente el riesgo de agravar la situación y hacer que degenere en un desgarro muscular, por lo que es recomendable detenerse lo antes posible, incluso si el dolor que se siente es leve.

Se trata de un alargamiento anormal de las fibras musculares, que puede alterar el tono del músculo.

Generalmente, el desgarro muscular se manifiesta por un dolor agudo, que surge repentinamente durante la carrera para obligarte a detenerte.

El dolor se agudiza con el paso del tiempo y hace que viajar sea prácticamente imposible: una o más fibras musculares se han roto y solo mediante una ecografía se puede determinar el grado de lesión, ya sea primero, segundo o tercero según la gravedad, y, por tanto, la terapia más adecuada.

Tiempo de recuperación del estiramiento de pantorrillas, primera intervención y fisioterapia: que hacer

En la primera fase de intervención, es importante aplicar el famoso protocolo RICE: se inmoviliza la extremidad, se aplica hielo momentáneamente, por lo que se utiliza un apósito compresivo para reducir el posible sangrado, y se mantiene la parte elevada.

Evidentemente, tendremos que darnos un gran y largo descanso.

Las lesiones de primer grado, es decir, distracciones y tensiones, se resuelven a los 10-15 días de reposo con antiinflamatorios y unas 5 sesiones de tecarterapia.

Para las lesiones de segundo grado, por otro lado, se necesitan al menos 15-30 días antes de que pueda reanudar la actividad deportiva.

Por supuesto, durante el período de descanso, es bueno someterse a sesiones de fisioterapia con la última generación de dispositivos electromédicos: en primer lugar, la tecarterapia, que representa la electromedicina de elección para los accidentes musculares, acompañada de la terapia con láser yag de alta potencia. o, alternativamente, bomba diamagnética, terapia FREMS.

En las lesiones de tercer grado, si el músculo está completamente fracturado, se requiere cirugía y el tiempo varía de 30 a 90 días.

Para la recuperación postoperatoria es fundamental la práctica regular de sesiones de fisioterapia con el uso de tecarterapia, para regenerar el tejido celular muscular y evitar la formación de cicatrices profundas, y ejercicios de estiramiento y fortalecimiento.

Una vez recuperado del accidente, el consejo es practicar estiramientos para mantener la musculatura elástica con regularidad, calentar lo suficiente antes de iniciar la actividad deportiva y nunca subestimar cada síntoma de dolor en la zona de la lesión, porque, lamentablemente, el riesgo de recaída es alto.

ARTRITIS EN LAS MANOS: CAUSAS, SÍNTOMAS Y TERAPIA

La artritis en las manos es más común de lo que se piensa.

Ante esto, es fundamental conocer cuáles son los primeros síntomas de la artritis en las manos y cuáles son los remedios y tratamientos a realizar.

¿Qué es la artritis?

La artritis en las manos es una condición de inflamación que afecta las articulaciones de la mano y la muñeca, y la causa más común es la artritis reumatoide.

La artritis reumatoide es una enfermedad sistémica crónica que afecta principalmente a las articulaciones pequeñas, especialmente las de las manos y los pies.

Las primeras articulaciones afectadas son las articulaciones metacarpofalángicas de los dedos índice y medio, hasta afectar los huesos del resto de dedos y, en las etapas más avanzadas, también las grandes articulaciones.

La mano está formada por pequeñas articulaciones, que trabajan en sinergia para realizar las actividades de la vida diaria.

Cuando estas articulaciones se ven afectadas por la artritis reumatoide, incluso los gestos más simples pueden resultar difíciles debido al dolor en los dedos.

La sintomatología del dolor no solo se debe a la artritis reumatoide de las manos, sino también a otras patologías como artrosis avanzada, túnel carpiano, quistes tendinosos, dedo chasquido y otras formas de artritis.

Por tanto, para excluir otras patologías, conviene proceder a un correcto diagnóstico diferencial.

Además de los signos y síntomas de la artritis aguda, con el tiempo se produce destrucción y erosión ósea, lo que lleva a deformidades articulares y alteraciones funcionales.

Las deformidades típicas son dedos en forma de abanico y desviación cubital del carpo.

Síntomas de artritis en las manos

Al ser una inflamación, la artritis reumatoide se manifiesta con los signos y síntomas clásicos, como:

-   dolor;

-   hinchazón;

-   sensación de calor;

-   enrojecimiento;

-   limitación funcional.

Una característica importante de la artritis reumatoide es la presencia de rigidez matutina.

El paciente también puede informar otros síntomas, como:

-   cansancio y malestar general;

-   pérdida de peso;

-   dolor muscular o mialgia;

-   temperatura;

-   sequedad de ojos y boca, conocido como síndrome de Sjogren secundario a artritis reumatoide;

-   anemia;

-   inflamación de los tendones;

-   presencia de pequeños nudos dolorosos, conocidos como nódulos reumatoides, que comúnmente aparecen debajo de la piel de los codos y antebrazos.

-   La artritis causa las manos

Aunque la artritis reumatoide implica reacciones autoinmunes a los componentes de la articulación, se desconoce la causa precisa.

Se ha identificado una predisposición genética y se cree que factores ambientales desconocidos o no confirmados, como factores hormonales, infecciosos y el humo del cigarrillo, pueden desempeñar un papel en el desencadenamiento y mantenimiento de la inflamación articular.

Diagnóstico

Debe sospecharse artritis reumatoide en presencia de dolor que afecte simétricamente a varias articulaciones.

El diagnóstico se completa mediante exámenes instrumentales en busca de signos de inflamación articular, como:

RX de manos y pies;

pruebas de química sanguínea.

Para un diagnóstico, se requiere un examen médico-reumatológico especializado.

Tipos de tratamiento

Fisioterapia

La artritis es una enfermedad que, con el tiempo, puede provocar discapacidades graves.

En este caso, la fisioterapia es de gran ayuda no solo en el control del dolor sino que, al contrarrestar la inflamación, es capaz de retrasar la aparición de deformaciones articulares y disminuir el grado de discapacidad.

Para el control del dolor y la inflamación es fundamental utilizar dos terapias físicas instrumentales, como la terapia con láser Yag y la terapia Frems.

Estos dos electromédicos actúan de forma diferente pero complementaria sobre el control del dolor y la inflamación y les permiten actuar sobre las pequeñas articulaciones, que suelen ser las primeras afectadas.

Laser Yag

Es un dispositivo que utiliza la emisión de fotones, lo que permite crear efectos térmicos y no térmicos.

Gracias al calor generado, el efecto térmico induce un estado de relajación y disminución del dolor, mientras que los efectos no térmicos dados por la fotobioestimulación juegan una acción sobre los procesos metabólicos a nivel celular, provocando una disminución de la inflamación.

FREMS

Es un tipo de electroterapia de última generación: la acción de la electroterapia se dirige principalmente a las estructuras nerviosas para reducir el dolor, pero el Frems, variando la intensidad según algoritmos específicos, tiene una acción también sobre el sistema microcirculatorio y por tanto sobre la inflamación. .

En el caso de que la patología también afecte las grandes articulaciones o la columna cervical, el uso de otras terapias físicas, como:

tecarterapia, que actúa sobre la inflamación articular y favorece la cicatrización de los tejidos;

Bomba diamagnética, que es capaz de tener una acción más precisa a nivel de los tejidos diana y además permite la infiltración de fármacos antiinflamatorios sin tener que recurrir a la infiltración.

Consejos

Por supuesto, nunca debes perderte cuál es la intervención diaria en casa, a través de un programa específico de estiramientos y ejercicios para mantener un alto grado de independencia.

Además, para controlar el dolor y la inflamación, se recomienda utilizar terapia de frío y / o calor, utilizando una u otra según la fase inflamatoria: la primera será una ayuda válida para la fase aguda de la enfermedad y en aquellas fases de exacerbación de dolor; el segundo se utilizará en las fases crónicas de la enfermedad para aliviar el dolor de las articulaciones rígidas.

La medicina natural es eficaz para mejorar los síntomas sin suprimirlos, mientras que el uso de oligoelementos ha demostrado ser eficaz para aliviar el dolor, mejorar el movimiento y la amplitud de movimiento.

En el estado agudo, cuando la artritis se vuelve particularmente molesta y debilitante, también se pueden agregar estos oligoelementos, que realizan una acción sinérgica:

el manganeso, que interviene en los dolores articulares y cataliza una gran cantidad de procesos biológicos de los que depende el equilibrio de nuestra salud;

azufre, que es capaz de potenciar la acción de todos los demás oligoelementos y también es un desensibilizante, que actúa en sinergia con el oligoelemento diatónico.

SARCOPENIA: SÍNTOMAS, CAUSAS Y REMEDIOS

La sarcopenia significa la pérdida de masa muscular y fuerza muscular causada por el envejecimiento de los músculos y los tejidos corporales.

Es un proceso fisiológico que comienza alrededor de los 50 años y se caracteriza por una pérdida progresiva de fuerza, determinada por una pérdida de masa muscular y un deterioro de la calidad del tejido muscular.

La pérdida de masa de tejido muscular se asocia con una reducción de la capacidad de tolerar el esfuerzo físico.

La astenia que se crea también afecta a las actividades más simples, como caminar y estar de pie.

De esta forma se crean situaciones de pérdida de equilibrio y marcha lenta, con el consiguiente aumento del riesgo de caídas.

Generalmente, los músculos más afectados son los de los miembros inferiores y los músculos posturales: esto ocurre porque el estilo de vida sedentario, propio de las personas mayores, contribuye a la pérdida de tejido muscular.

Es probable que este proceso se acelere si no se respeta un plan de suministro adecuado.

Prevención

Al ser una condición fisiológica debida principalmente al avance de la edad, no se puede evitar, pero, como máximo, se puede frenar mediante la práctica de una actividad física diaria, que involucre a todos los distritos musculares más importantes, por tanto piernas, brazos, pecho, hombros. , espalda y abdomen, y siguiendo una dieta rica en nutrientes, como proteínas, calcio, vitamina D y B12.

Junto a estos cambios de estilo de vida se pueden utilizar diferentes suplementos, que aportan una correcta ingesta de aminoácidos esenciales y mejoran el metabolismo de las células musculares.

Remedios para la pérdida de masa muscular: fisioterapia

La fisioterapia puede ser de gran ayuda para minimizar la pérdida de masa muscular.

Principalmente, actúa a través de un programa de ejercicios personalizados, orientados a mantener un alto metabolismo y la renovación de las células musculares, y combinando ejercicios anaeróbicos con actividad aeróbica, utilizando una bicicleta estática, una bicicleta estática o una cinta de correr.

No debe olvidarse, de hecho, que el tejido muscular y nervioso están interconectados.

De hecho, en la sarcopenia, además de la pérdida de tejido muscular, también hay una reducción de la señal eléctrica transportada por las células neuromusculares.

Para ello, nos ayuda el uso de un dispositivo electromédico que utiliza el uso de corrientes para mejorar el accionamiento eléctrico de las unidades motoras y la activación de las células musculares.

BURSITIS: CAUSAS, SÍNTOMAS Y

TRATAMIENTOS

Cuando hablamos de bursitis, de hecho, nos referimos a una condición dolorosa que afecta a pequeñas bolsas o vesículas llenas de líquido, llamadas "bolsas", que protegen las articulaciones y también otras partes anatómicas.

Las bolsas se pueden encontrar entre huesos y tendones, pero también entre diferentes planos tendinosos, fasciales o musculares: de esta manera, pueden actuar como amortiguadores naturales, haciendo fluido el movimiento y asegurando la protección de las diversas estructuras involucradas, que de otra manera estar sujeto a desgaste y trauma, provocando inflamación y dolor.

Las bolsas más expuestas al riesgo de inflamación son las de hombro, codo, rodilla, pie y cadera: dando lugar a fenómenos específicos, como bursitis de hombro, bursitis de codo, bursitis de rodilla, bursitis de pie y bursitis de cadera.

Cuando el líquido seroso dentro de las bolsas se inflama, o líquido sinovial, existe una condición patológica llamada bursitis, con síntomas dolorosos, que dificultan o imposibilitan el movimiento.

La bursitis se divide en:

- bursitis inflamatoria, que consiste en un estado inflamatorio de estas pequeñas bolsas llenas de líquido, provocado por movimientos repetidos, que las someten a estrés y al roce;

- bursitis hemorrágica, que se produce generalmente tras un traumatismo y que implica la extravasación de sangre por rotura de vasos, con la consiguiente recogida de sangre dentro de la propia bolsa.

Los síntomas de la bursitis

Los síntomas de la bursitis son:

- dolor, amplificado por el movimiento o la presión;

- enrojecimiento e hinchazón;

- presencia de equimosis o hematomas, hematomas que corresponden a pequeños derrames de sangre;

- erupciones en la piel;

- fiebre, en caso de infección o derrame importante de sangre.

Causas de la bursitis

Las causas de la bursitis pueden ser diferentes:

- estrés mecánico, causado por movimientos repetidos, roces, fricciones;

- enfermedades sistémicas, como artritis reumatoide o gota, que pueden interferir con la composición del líquido sinovial;

- infecciones bacterianas o virales que pueden atacar las bolsas;

- traumas, como caídas y accidentes en los que la presión violenta ejercida sobre las bolsas puede hacer que se rompan o se irriten.

Los factores de riesgo que multiplican la probabilidad de padecer bursitis son el envejecimiento y los trabajos o aficiones inútiles, que implican la repetición de un mismo movimiento, típico por ejemplo de músicos o artesanos.

Prevención

La prevención de la bursitis es fundamental, sobre todo para aquellos pacientes que ya lo han sufrido con el fin de evitar que el problema vuelva a aparecer.

Precisamente por eso, es importante adoptar ciertos hábitos y comportamientos, como:

- evite la presión sobre los codos al apoyarse en el escritorio;

- use un acolchado específico para proteger las rodillas y doble las piernas al levantar o levantar un peso, especialmente durante las actividades de trabajo repetidas y pesadas;

- evite esfuerzos excesivos o levante cargas pesadas;

- correr sobre superficies adecuadas;

- calentar siempre los músculos antes de cada ejercicio y deporte, entrenar el cuerpo para mantener el equilibrio y mantener una postura correcta;

- no haga movimientos repetidos ni mantenga la misma posición por mucho tiempo;

- Evite el sobrepeso.

Diagnóstico

Para sospechar el diagnóstico de bursitis, generalmente es suficiente un examen especializado, que permite identificar los signos y síntomas del problema.

En cualquier caso, se recomienda seguir investigando con más investigaciones instrumentales, tales como:

radiografía, para verificar o excluir la presencia de fracturas o alteraciones de otra naturaleza a nivel óseo;

ecografía, de fundamental importancia, para confirmar la naturaleza y contenido de la bolsa, así como para evaluar la afectación de otras estructuras adyacentes afectadas por la inflamación;

MRI, o resonancia magnética nuclear, en los casos en que exámenes previos no hayan podido aclarar la cuestión diagnóstica;

análisis de sangre y posiblemente análisis del líquido sinovial para aclarar la causa de la bursitis, la composición del líquido y la presencia de patógenos responsables de la infección.

La bursitis es una cura y fisioterapia.

Es muy importante diagnosticar y tratar la bursitis de forma precoz, ya que, además de prevenir el curso normal de las actividades, podría provocar daños en las estructuras circundantes.

En particular, la cura principal es el reposo, que debe continuarse durante todo el período de inflamación y puede variar desde unos días hasta algunas semanas.

Además, es muy útil el uso de hielo y fármacos antiinflamatorios, que se toman por vía oral.

Al ser una inflamación, la fisioterapia encuentra amplio espacio, lo que implica el uso de maquinaria moderna, como la bomba diamagnética, la terapia con láser YAG y la tecarterapia, que actúan sobre los principales causantes del dolor, como la inflamación y la hinchazón, y promueven la curación del entorno. tejidos, como músculos y tendones, para garantizar un retorno más rápido a la actividad.

Si el dolor y la hinchazón son notorios y resistentes a la terapia, el médico podrá vaciar la bolsa, es decir vaciar la bolsa con una aguja y, en caso de infección, utilizar el líquido extraído para realizar una prueba de cultivo, con posible antibiograma, para encontrar el antibiótico más adecuado e introducir un antiinflamatorio, preferiblemente cortisona, dentro de la bolsa.

Si el problema persiste, el médico puede considerar necesario intervenir quirúrgicamente.

LINFEDEMA DE LAS EXTREMIDADES INFERIORES: CAUSAS Y REMEDIOS

El linfedema es un edema, o acumulación de linfa, de una extremidad, y es cuando la savia no puede fluir correctamente hacia el corazón y se acumula en los tejidos.

El linfedema debe diferenciarse en dos tipos principales: primario y secundario.

Causas del linfedema

El linfedema primario es congénito y es causado por vasos linfáticos y / o ganglios linfáticos faltantes o no completamente formados.

El linfedema secundario, sin embargo, es el que se desarrolla a lo largo de la vida, y sus causas pueden ser múltiples: cirugía, infección, lesión, etc.

La sintomatología está representada por un edema duro no compresible, de consistencia fibrosa, en una o más extremidades.

Diagnóstico

El diagnóstico se basa en la exploración física, el llamado signo de Stemmer: es una herramienta diagnóstica fiable para reconocer el linfedema.

A través de esto, intentamos levantar un pliegue cutáneo hacia arriba, por ejemplo, en un dedo del pie: si la maniobra es difícil o imposible, entonces hablamos de un signo de Stemmer positivo.

La prueba diagnóstica que, en cambio, nos permite visualizar y estudiar el sistema linfático es la linfogammagrafía.

Causas del linfedema de las extremidades inferiores

El linfedema de las extremidades inferiores se localiza principalmente en los extremos del cuerpo, luego en el pie; en particular, el tobillo es el distrito en el que generalmente se acumula más savia.

En las etapas más avanzadas, las piernas también se ven afectadas, por lo tanto, de la rodilla hacia abajo y, más raramente, los muslos.

Podemos identificar tres etapas de gravedad del linfedema:

etapa 1: la hinchazón se desarrolla durante el día, pero desaparece parcial o completamente manteniendo las extremidades elevadas; presionando con un dedo sobre los tejidos, se forma una depresión que permanece por un tiempo y que toma el nombre del signo de la fóvea;

etapa 2: la hinchazón persiste incluso después de un descanso prolongado; la piel está rígida y ya no sirve levantar las extremidades; es difícil o incluso imposible formar una depresión en la piel;

etapa 3: se caracteriza por hinchazón y cambios en la piel, por ejemplo, en forma de ampollas que pierden líquido linfático; esta forma se llama elefantiasis.

Cuidado y prevención del linfedema de miembros inferiores

El linfedema es una enfermedad crónica; sin embargo, con el tratamiento correcto y sobre todo a largo plazo, se obtienen buenos resultados.

Está representado principalmente por el Drenaje Linfático Manual (LDM), que consiste en maniobras secuenciales, lentas y monótonas, realizadas con las manos en la superficie de la piel sin que se deslicen.

Las presiones para hacer ejercicio son modestas y es importante tratar de mantener un contacto lo más completo posible.

Además del drenaje linfático manual, es importante realizar ejercicio aeróbico diario, como caminar y la aplicación de vendajes compresivos, cuando sea necesario.

Es útil seguir una dieta sana, equilibrada y baja en sodio y beber al menos 2 litros de agua al día.

La obesidad no ayuda, por lo que es importante adelgazar y alcanzar el ideal en función del sexo, la edad y la altura.

Generalmente, no se logra la curación completa, pero el tratamiento puede reducir o retrasar la progresión de la enfermedad y prevenir sus complicaciones.

El drenaje linfático manual produce grandes beneficios incluso en personas que no padecen linfedema real, pero sufren retención de agua o alteraciones microvasculares, como la celulitis: al actuar sobre la circulación, de hecho, mejora el aspecto de la piel y aligera la sensación de hinchazón que a menudo ocurre en las extremidades inferiores.

En el campo de la fisioterapia, en el tratamiento del linfedema, podemos utilizar dispositivos electromédicos de última generación, como tecarterapia, bomba diamagnética, terapia vascular FREMS, que junto con el drenaje linfático manual potencian el efecto terapéutico y atenúan los síntomas.

ARTICULACIONES: CÓMO MANTENERLAS JÓVENES Y SALUDABLES

El término articulaciones se refiere a la estructura anatómica que une dos cabezas óseas y que incluye las dos superficies óseas con los cartílagos articulares relacionados: la membrana sinovial, que se ocupa de la producción del líquido sinovial que lubrica la articulación, la cápsula articular y los ligamentos. , que lo apoyan.

Porque envejecen con la edad y se desgastan

Como ya hemos dicho, en el interior de las articulaciones, las cabezas óseas están recubiertas por cartílagos articulares, es decir estructuras muy hidratadas, ya que están compuestas por fibras de colágeno dispuestas para formar microcélulas que contienen moléculas ligantes de agua.

Con el envejecimiento nuestro cuerpo sufre un proceso de deshidratación fisiológica, lo que conduce a una disminución de las microcélulas y, por tanto, a una reducción del grosor de los cartílagos articulares.

La tensión excesiva en las articulaciones, por otro lado, provoca una ruptura real de las fibras de colágeno, con la consiguiente fuga de las moléculas que unen el agua y degeneración articular tipo artrosis.

Por último, algunas enfermedades sistémicas del tejido conectivo pueden provocar inflamación de las articulaciones y, por tanto, artritis.

Cuáles son las articulaciones con mayor riesgo

Las articulaciones con mayor riesgo son las sometidas a una mayor carga: hablamos de caderas y rodillas, ya que son las articulaciones sobre las que descansa todo el peso de nuestro cuerpo.

Evidentemente, según el tipo de trabajo realizado, el deporte practicado y la postura, otras articulaciones pueden sufrir un deterioro temprano; por ejemplo, las articulaciones de la columna, especialmente en la zona lumbar, están sometidas a grandes esfuerzos en trabajos pesados o en posiciones prolongadas de pie.

¿Qué implica el envejecimiento de las articulaciones?

Los procesos degenerativos precoces de las articulaciones conducen a tejidos de dolor con dolor que, en las etapas iniciales, puede estar presente en los movimientos en los que la articulación está más estresada, si, en una etapa avanzada, puede ocurrir incluso en reposo.

Cómo mantener las articulaciones jóvenes y saludables

Para prevenir problemas articulares y las consiguientes limitaciones funcionales, existen una serie de consejos y dictados, que conviene seguir estrictamente:

pérdida de peso: se recomienda perder algunos kilos de más, en caso de sobrepeso; de esta forma, podrá reducir el esfuerzo aplicado continuamente a cada articulación de su cuerpo;

actividad física y estiramiento: siempre se recomienda mantener todas las articulaciones activas y en movimiento, mediante la actividad física diaria; de hecho, se sabe que el sedentarismo trae una serie de problemas a todo el organismo, pero sobre todo crea rigidez articular, haciendo también menos elástica la musculatura; en este sentido, se ha demostrado la importancia del estiramiento de músculos y articulaciones, con el fin de prevenir lesiones en estas estructuras; recuerda que, antes de empezar, tendrás que calentar, para evitar distensiones musculares;

Dieta variada y equilibrada: cuidar la dieta debe ser una prioridad absoluta; por ejemplo, el consumo de pescado, gracias a la presencia de una cantidad considerable de omega 3, ayuda a combatir posibles inflamaciones y a mantener sanas las articulaciones.

Cuando contactar a un especialista

Si bien la osteoartritis es la patología por excelencia ligada al envejecimiento del cartílago y, por tanto, íntimamente ligada al envejecimiento o desgaste de las articulaciones, entre las enfermedades articulares no relacionadas con la edad se encuentran las inflamaciones de las partes individuales de las que se componen las articulaciones, entre estos:

bursitis: inflamación de los pequeños sacos que contienen el líquido sinovial que actúan como "amortiguadores";

tendinitis: como dice la palabra, es una inflamación de los tendones, generalmente por traumatismo; dependiendo de la gravedad de la lesión, cuyo síntoma principal es un dolor; procederemos a la administración de antiinflamatorios, obviamente combinados con reposo, aplicación local de hielo y fisioterapia;

sinovitis: es la inflamación de la membrana sinovial, que produce más líquido, se espesa y se hincha, provocando dolor y derrame;

artritis: es de origen autoinmune y afecta principalmente a adultos entre 40 y 60 años; los síntomas son fuertes dolores en las articulaciones, inflamación "migrante", es decir, que se desplaza de una articulación a otra, con edema y enrojecimiento, dificultad para realizar movimientos simples y caminar y rigidez matutina acentuada, que se atenúa con el paso de las horas .

Cualquiera que sea la patología, es importante consultar a un especialista tan pronto como aparezcan síntomas, como dolor y limitación de movimiento.

Es importante actuar de inmediato con reposo y fisioterapia, para evitar la cronicidad del problema y la aparición de problemas secundarios no deseados.

TODOS LOS BENEFICIOS DE LA GIMNASIA

POSTURAL

A menudo, habrá tenido algunas molestias en la columna, dolor muscular o un malestar general generalizado que parece no tener una causa.

Incluso si no nos damos cuenta, la verdadera causa de estos síntomas podría deberse simplemente a una postura incorrecta.

Especialmente aquellos que pasan muchas horas en la misma posición lo saben. A menudo sucede que después de muchas horas frente a la pantalla del PC, o sentado en el automóvil, se presentan algunos síntomas muy molestos.

La medicina moderna se ha centrado durante años en la necesidad de:

Come saludablemente.

Ejercicio.

A estos, ahora está claro que hay que sumar la necesidad de tener una postura correcta.

La gimnasia ayuda a corregir todos esos errores, más o menos graves, que son entonces la causa del dolor de espalda y una serie de otros síntomas.

Sirve para modificar aquellos vicios que son el verdadero motivo de las molestias, a veces incluso graves y debilitantes, que afectan a millones de personas cada día.

Es necesario no perder tiempo y dinero, contactar con centros y clínicas especializadas que se ocupan de la situación teniendo en cuenta todas las peculiaridades de la persona con un enfoque global.

Será útil ir acompañado de una persona capaz y con formación específica para aprender, con el tiempo, a realizar correctamente una serie de ejercicios sencillos pero beneficiosos.

Con este enfoque y cierta paciencia, verás resultados inesperados no solo desde un punto de vista "estético" (y por lo tanto una postura recta) sino sobre todo como médico con una marcada disminución del dolor de espalda hasta, en muchos casos, su desaparición.

¿Qué es la gimnasia postural?

Como dice el propio término, se trata de una actividad física dirigida a enseñar a nuestro cuerpo las posturas adecuadas para volver a asumir.

Son una serie de ejercicios, más o menos sencillos, que tienen como objetivo equilibrar la estructura musculoesquelética.

Por tanto, tienen la finalidad de permitir que el cuerpo, durante las actividades diarias normales, adopte la postura correcta y luego realice los movimientos de la mejor y más eficaz forma, evitando así que se produzcan una serie de síntomas molestos.

Es bueno para quienes ya tienen enfermedades en su lugar, como la escoliosis, ofreciendo muchos beneficios, como veremos más adelante, pero también para quienes están sanos pero debido a la vida cotidiana se ven obligados a posturas incorrectas.

Aumenta la conciencia sobre el cuerpo. En nuestra sociedad tendemos a alienarnos cada vez más de todas esas sensaciones físicas que son la base de nuestro ser. En consecuencia, incluso si no se padecen síntomas particulares, también se recomienda para quienes, como suele suceder, pasan demasiado tiempo en la misma posición provocando un endurecimiento de la estructura musculoesquelética.

La gimnasia postural es, por definición, una actividad física (aunque sea suave); de hecho, otra de sus funciones es aumentar el tono muscular y la elasticidad de los tejidos. Es aconsejable si se desea tener más beneficios, asociarlo a otras actividades que puedan caminar al aire libre, bicicleta u otros deportes.

Una de las características más importantes, al ser una actividad "suave", es que puede ser utilizada por todos, a cualquier edad. De hecho, está especialmente recomendado para quienes ya no son jóvenes.

Se puede practicar en cualquier lugar, una vez que aprenda los conceptos básicos de un entrenador calificado.

Además, una postura correcta también tiene otros efectos beneficiosos que podríamos llamar "secundarios", menos importantes, pero aún muy útiles. Por ejemplo, literalmente nos alarga haciéndonos aparecer y parecer más altos. Los estudios han demostrado que el lenguaje corporal correcto afecta positivamente el estado de ánimo, por lo que se siente más seguro y feliz.

Mejora la respiración. Esto se debe al hecho de que, a medida que se alarga, los pulmones pueden expandirse mejor.

As seen, it is something that offers so many benefits whose main cost (in addition to the economic cost usually contained), is the time you have to invest in doing it.

Como se ve, es algo que ofrece tantos beneficios cuyo principal coste (además del coste económico que suele contener), es el tiempo que tienes que invertir en hacerlo.

Siguiendo los cursos tendrás:

mayor movilidad articular bloqueada durante muchas horas de trabajo;

un aumento de la elasticidad muscular;

se beneficia también desde el punto de vista cardiocirculatorio.

¿Se tonifica la gimnasia postural?

Hay que decir de inmediato que este tipo de actividad física no tiene como objetivo perder peso ni aumentar la musculatura.

Si quieres conseguir estos cambios, debes hacer otro tipo de entrenamiento, como en el gimnasio o salir a correr.

Al mismo tiempo, sin embargo, parte de las mejoras debidas a la gimnasia postural también se deriva del hecho de que los músculos, a menudo anquilosados y poco explotados, adquieren un mejor tono muscular con el tiempo.

Los beneficios, por tanto, son puramente funcionales y dinámicos, disminuyendo el dolor de espalda y también aumentando el tono de las bandas musculares, que, a su vez, son la clave para dar soporte a la columna.

¿La gimnasia postural te hace perder peso?

Esta disciplina se utiliza a menudo tanto en rehabilitación como en fitness. Muchos atletas lo utilizan ampliamente para mantener el equilibrio musculoesquelético adecuado, reducir el riesgo de lesiones y mejorar el rendimiento.

Pero es una actividad "dulce", lenta y con mínimos esfuerzos para el cuerpo. Como resultado, no es adecuado para un régimen de adelgazamiento o una dieta real.

Ciertamente, ofrece pequeños beneficios desde este punto de vista; sigue siendo un movimiento que, para quienes están acostumbrados a una vida sedentaria, es sin duda mejor que nada.

Según muchos expertos, cualquier persona que realice actividad física, ya sea deportista profesional o aficionado, debería incluir al menos un par de sesiones semanales en sus fichas de entrenamiento, completándolas con estiramientos o incluso pilates.

¿Gimnasia postural o pilates?

El método Pilates es similar, pero en general es más "dinámico" y, por lo tanto, aún más vigorizante. El trabajo que se realiza tiene que ver más con el fortalecimiento de ciertos músculos:

- Pélvico.

- Abdominal.

- Dorsal.

- En segundo lugar, también trabajas en:

- Pectoral.

- Piernas.

- Brazos.

- Espalda.

¿Cuáles son las diferencias entre postural y pilates?

En realidad, a menudo se usan juntos por los beneficios conjuntos que pueden brindar; La gimnasia postural es más suave y trabaja los músculos superficiales de la espalda.

En pilates es especialmente importante la respiración posterolateral mientras que en el otro la respiración abdominal te permite relajar y estirar los músculos.

¿Es posible hacer gimnasia postural en casa?

Lamentablemente, cuanta más práctica se vuelve útil y, por tanto, generalizada, mayor es el número de nuevos "expertos" en el sector. En muchos sitios administrados por personas no calificadas, los ejercicios posturales se pueden realizar en casa, ¡garantizando resultados asombrosos!

Digamos de inmediato que es posible hacer gimnasia postural en casa, así como otras actividades similares (yoga, meditación, estiramientos). Pero es absolutamente necesario conocer a la perfección no solo los ejercicios a realizar sino también su "secuencia" para evitar posibles molestias.

En general, es una práctica ligera, sencilla y poco invasiva. Por lo tanto, los riesgos de lastimarse son muy pocos.

En cambio, es recomendable acudir primero a expertos en la materia que sepan enseñar las técnicas adecuadas, perfeccionadas a lo largo de años de estudio y práctica, para luego tener la certeza de obtener beneficios sin el menor riesgo.

Una vez hayas asistido a los cursos, te resultará fácil y recomendable dedicar unas decenas de minutos al día a realizar sencillos ejercicios que te darán toda esa increíble serie de beneficios con total seguridad.

Gimnasia postural para la escoliosis.

La escoliosis es una enfermedad que padecen muchas personas y afecta la columna vertebral provocando condiciones de desequilibrio y desalineación.

En particular, existe lo que se llama escoliosis postural debida, por tanto, a una mala postura que provoca la desviación del lado de la columna.

Esta tipología no es permanente y puede corregirse mediante una serie de técnicas y en particular con

La escoliosis puede ser incapacitante y no permitir que la persona se mueva libremente debido a la culpa, a menudo incluso al dolor de espalda.

La gimnasia sirve para disminuir la curvatura de la columna o para evitar que haya un deterioro; esto es posible, tonificando los músculos y ayudando a la persona a tener una postura sana y correcta durante el día.

Para evitar que la situación empeore, se debe seguir una terapia preventiva (o capacitación) dirigida.

A quién contactar para gimnasia postural

En general, muchos tienen rudimentos, como instructores en gimnasios, gimnasia postural.

Para aquellos con solo unos pocos síntomas pequeños, también pueden ser útiles.

En realidad, siempre sería recomendable, dada la criticidad de los problemas relacionados con la espalda, contactar con centros especializados con personal que tenga habilidades específicas y experiencia probada en el sector.

EJERCICIOS DE GIMNASIA POSTURAL PARA CORREGIR LA ESPALDA

10 ejercicios sencillos

Casi vamos a ver los ejercicios que se pueden hacer con tranquilidad, incluso en casa. Es un conjunto de diez ejercicios que, en cierto sentido, atrae a los estiramientos, al yoga y al pilates. Aquí están uno por uno:

1 - Empiece por ponerse de pie, con las piernas ligeramente separadas y flexionadas. Desde esta posición, bajas gradualmente hasta que colocas las palmas en el suelo. Se debe tener cuidado de no doblar la espalda y evitar levantar los talones. La posición debe mantenerse durante un minuto y luego volver a la posición inicial. El ejercicio debe repetirse diez veces.

2 - Luego colócate a cuatro patas con los brazos paralelos a los hombros. Las piernas deben formar un ángulo de noventa grados. En este punto, doble la espalda, inicialmente hacia arriba, luego hacia abajo, manteniendo la posición durante treinta segundos. Repite el ejercicio diez veces.

3 -Entonces siéntate en el suelo con las nalgas tocando las plantas de los pies. Deslízate hasta el suelo hasta que tu cabeza descanse con los brazos relajados a los lados. En este punto, levante la pelvis y arquee la espalda para formar un arco, permaneciendo en esta posición durante aproximadamente un minuto.

4 - Un ejercicio adicional para estirar y fortalecer la espalda es colocarse en decúbito supino con los brazos extendidos a los lados. Luego doble una pierna y con el brazo opuesto, llévela al pecho. Al mismo tiempo, estire el otro brazo hacia arriba. Mantener la posición durante quince segundos, teniendo cuidado de mantener la zona lumbar perfectamente adherida al suelo.

5 -En cuanto a los abdominales. Es necesario acostarse boca arriba y levantar las piernas que deben permanecer rectas y con los pies a martillar. Luego levante los hombros, manteniéndolos sueltos y rectos. Manténgase en esta posición contrayendo sus abdominales y contando hasta cincuenta. Repite el ejercicio cinco veces.

6 - Para fortalecer los abdominales, también puedes hacer este ejercicio: lleva tus manos al borde de una mesa e inclina tu cuerpo hacia adelante para que forme un ángulo de cuarenta y cinco grados con el suelo. Empuja las manos hacia arriba hasta que sientas que tus abdominales funcionan.

7 -Vamos ahora al cuello y los hombros: sentados en el suelo con las piernas cruzadas, la espalda recta y los hombros sueltos. Tome una banda de goma, coloque los brazos sobre la cabeza y tire del elástico

con ambas manos durante treinta segundos. Repite el ejercicio diez veces.

8 - Apoyándose en el refuerzo de hombros, póngase de rodillas con la cabeza tocando el suelo. Los brazos deben colocarse detrás del pecho estirado con las manos unidas. En este punto, acerque los brazos muy lentamente y permanezca en esta posición durante unos cinco segundos. Repite cuatro veces.

9 -Para hacer una cuidadosa prevención para las cervicales, gire la cabeza manteniendo el mentón alto. Detente cuando tu barbilla esté alineada con tus hombros. Durante el ejercicio, los hombros deben permanecer relajados y la espalda recta. Luego doble la cabeza hacia el hombro, casi hasta tocar la oreja. Repite diez veces.

10 - Para finalizar, un ejercicio para las piernas. La pierna derecha está extendida, mientras que la pierna izquierda está doblada hacia adentro. Mantenga la espalda recta y estírese para tocar los dedos de los pies. Permanezca en esta posición durante quince segundos y luego cambie de pierna. Luego repita el ejercicio nuevamente.

GIMNASIA POSTURAL DE ESPALDA LUMBAR

A continuación se muestran algunos ejercicios indicados para el tracto lumbar.

Posición supina. Flexiona lenta y totalmente una extremidad inferior, y con la ayuda de tus manos, llévala hacia tu pecho, desde la posición alcanzada para respirar profundamente. Alternativamente, realice diez flexiones de las extremidades derecha e izquierda.

Posición supina. Flexione una rodilla cerca del pecho con la ayuda de la mano contralateral. Al mismo tiempo, extienda el brazo homolateral hacia arriba. Repita el ejercicio quince veces hacia la izquierda alternativamente.

Posición supina. Flexione una rodilla con la ayuda de la mano contralateral. Lleve lentamente la extremidad inferior doblada hacia el lado opuesto, manteniendo los hombros apoyados en el suelo. Haz cinco o seis rotaciones en ambos lados.

Posición cuádruple. Retrocediendo un poco con el trasero, estire la columna y los brazos por completo en su extensión. Permanezca en esta posición de estiramiento durante tres respiraciones completas.

Posición cuádruple. Póngase en cuclillas tanto como sea posible y respire profundamente tres veces. Acuéstese hacia adelante, apoye los

111

codos en el suelo, manteniendo el abdomen apoyado en el suelo, levante la parte superior del torso y realice tres respiraciones completas.

Posición supina con miembros inferiores flexionados. Doble lentamente las rodillas, manteniendo la columna en contacto con el suelo. Realice el ejercicio de veinte a veinticinco veces.

Acérquese a una pared, en posición supina con las extremidades inferiores flexionadas y los pies apoyados en la pared. Estire gradualmente las extremidades inferiores y mantenga la posición realizando de cinco a seis respiraciones completas. Repite el ejercicio de cinco a seis veces.

Posición supina. Doble lenta y totalmente las extremidades inferiores y con la ayuda de las manos acercarlas al pecho. Tome tres respiraciones completas. Extienda estirando las extremidades inferiores y llevando los brazos extendidos sobre la extensión del busto. Realice tres respiraciones completas. Repite el ejercicio de tres a cuatro veces.

Posición para sentarse. Inclínese hacia adelante lentamente hasta que toque el suelo con las manos, tome tres respiraciones completas. Regrese lentamente a la posición inicial. Repite el ejercicio de seis a siete veces.

En pie. Espalda y cabeza apoyadas en la pared, miembros inferiores doblados. Pies separados de quince a veinte centímetros, al igual que la distancia de los pies a la pared. Doble lentamente la columna hacia adelante hasta que toque el suelo con las manos. Realice tres respiraciones completas y vuelva lentamente a la posición inicial. Repite el ejercicio cinco o seis veces.

Gimnasia postural de hombros

La gimnasia postural para espalda y hombros te facilitará la prevención de todos esos problemas provocados por el estrés y el largo tiempo de trabajo frente al ordenador.

Estirar los músculos de la espalda y los hombros será posible con algunos ejercicios sencillos para hacer en casa sin necesidad de registrarse en el gimnasio. Es recomendable realizar diariamente ejercicios de gimnasia postural para espalda y hombros, incluso durante solo diez minutos. A continuación se muestran algunos ejercicios.

Ejercicios posturales para ensanchar los hombros. Siéntese en el suelo con las piernas cruzadas. Extiende los brazos, manteniéndolos paralelos al suelo con las palmas hacia arriba, teniendo cuidado de no pasar por encima de los hombros. Lleva los brazos más atrás de lo que puedas durante quince segundos. Repite el ejercicio tres veces.

Ejercicios posturales para alargar la parte superior de la espalda. Desde sentarse con las piernas cruzadas y la espalda erguida, doble el cuello ligeramente hacia abajo y abrace los hombros acercándose lo más posible al centro de ellos con las manos. Permanezca en esta posición durante quince segundos. Repite el ejercicio tres veces.

Ejercicios posturales para alargar los deltoides. De pie con los brazos relajados a lo largo del tronco, lleve los brazos lentamente sobre la cabeza. Luego, gire las palmas hacia afuera. Empuje lo más lejos posible durante cinco segundos y vuelva a la posición inicial. Repite el ejercicio tres veces.

Gimnasia postural para lumbosciatalgia.

En el caso de protuberancias de disco, abultamiento, hernias, lumbago de bruja, lumbago, lumbociática (nervio ciático) se puede actuar, desde el exterior hacia el interior, tomando analgésicos, ciclos de fisioterapia (terapia manual, láser, TENS), sesiones osteopáticas, operaciones fisiológicas y ortopédicas, intervención quirúrgica (en caso de que todos los intentos hubieran fracasado), terapia de oxígeno-ozono (secando la parte del disco que se escapó por ozono), cirugía de nucleoplastia.

También es posible realizar un programa de reeducación postural con ejercicios de estiramiento de las cadenas cinéticas musculares posteriores, escuela de espalda, estabilización y fortalecimiento del "core" (piso pélvico, abdominal y lumbar).

Gimnasia postural y pilates

La gimnasia postural es una secuencia de ejercicios y movimientos que equilibran la estructura de los músculos. Estos ejercicios tienen el objetivo de enseñar al cuerpo humano las posturas que debe mantener todos los días.

La gimnasia postural no solo está indicada para quienes ya tienen patologías como, por ejemplo, protuberancias discales o escoliosis. Se recomienda sobre todo para prevenir todos los posibles problemas.

Pilates, también conocido como método Pilates, es mucho más dinámico y vigorizante. Es un modelador de cuerpo entero para fortalecer los músculos, especialmente los pélvicos, abdominales y dorsales. Con pilates también actúa sobre hombros, pectorales y miembros inferiores y superiores.

Se puede impartir una lección de Pilates sobre la colchoneta (MAT - Work) y / o con el equipo especialmente desarrollado por el inventor Joseph Hubert Pilates, nacido en Moenchengladbach en 1883.

Pilates reúne técnicas de relajación, respiración y control corporal en movimientos armoniosos. El entrenamiento les da la fuerza para crecer, desarrollar elasticidad y lograr una mejor conciencia corporal. Las principales diferencias de pilates con la gimnasia postural son:

Pilates actúa sobre los músculos profundos, mientras que la gimnasia postural a menudo solo actúa sobre los músculos superficiales de la espalda.

En pilates, la respiración posterolateral juega un papel crucial en el apoyo del cuerpo durante el entrenamiento. En la gimnasia postural, en cambio, la respiración abdominal facilita que los músculos se relajen y, en consecuencia, se alarguen.

La combinación de ejercicios de gimnasia postural y pilates es muy recomendable para una espalda fuerte y una actitud saludable.

Ejercicios posturales para el dolor de espalda con hernia.

El dolor de espalda es un problema recurrente entre las personas, al igual que las hernias de disco recurrentes, especialmente en la zona lumbar. Por hernia discal, nos referimos a una condición de salida de su asiento del núcleo pulposo de los discos intervertebrales; esta situación provoca el contacto con las estructuras nerviosas del canal espinal, provocando dolor, hormigueo y problemas para moverse.

El problema está, en la mayoría de los casos, ligado a la capacidad disminuida de la pared de estos discos en el interior del anillo, una estructura fibrosa y resistente, para crear un canal de salida que facilite la hernia. Esto último puede ocurrir en cualquier área de la columna (desde la cervical hasta la espalda baja).

Muy a menudo, es la forma lumbar la que se presenta con más frecuencia, con sensaciones totalmente superponibles al dolor lumbar común. La hernia no se puede cargar a un factor universal; puede estar relacionado con traumas, con trabajos y esfuerzos muy intensos, con la degeneración de las partes fibrosas por otras patologías, o con la predisposición del individuo.

Generalmente, la gimnasia para el dolor de espalda por hernia se realiza en la fase crónica del problema, mientras que en la aguda sería recomendable descansar para no actuar sobre la parte inflamada. Normalmente se realizan tratamientos de relajación suave, muscular y articular, con una mezcla de técnicas de yoga, pilates, estiramientos y masajes. También se puede considerar el Shiatsu. A continuación se muestran algunos ejercicios.

Posición agachada: en decúbito supino, acerque las piernas lo más cerca posible al pecho, ayudándose mutuamente con los brazos si es necesario. El movimiento debe ser muy delicado, por lo que será obligatorio parar si nos esforzamos demasiado o se produce demasiada tensión. La posición se mantiene durante unos diez segundos y vuelve a descansar. Este ejercicio ayuda a relajar la zona lumbar, reduciendo la carga sobre los músculos y las articulaciones.

Silla: sentado en una silla con las piernas ligeramente separadas, inclina el tronco hacia adelante gradualmente, tocando los tobillos con las manos. Mantenga la posición cinco segundos y vuelva a subir. Este ejercicio reduce la carga del peso corporal en la espalda, proporcionando un alivio temporal.

Sentado a flexión: sentado en el suelo, preferiblemente con las piernas juntas, inclinarse hacia adelante estirando los brazos, hasta que entren en contacto con los pies. No es esencial que objetivamente, las manos sean capaces de tocar los pies. Por lo tanto, es posible detenerse si hay dolor o incapacidad para realizar movimientos más complejos. El ejercicio tiene un efecto calmante en toda la espalda.

10 Ejercicios De Gimnasia Postural Para El Tracto Cervical Inflamado

Primera serie de ejercicios para las cervicales

Ejercicios para sentarse, espalda y cabeza erguidos, los pies en contacto con el suelo, las manos en los muslos.

Ejercicio 1: flexión de los músculos laterales del cuello: inclinar la cabeza hacia la derecha y hacia la izquierda, llevando la oreja al hombro diez veces. Facilita el movimiento con la mano ipsilateral hasta alcanzar una ligera tensión en el lado opuesto del cuello.

Ejercicio 2: flexión de la cabeza hacia adelante: con las manos cruzadas justo por encima del cuello, inclinar la cabeza hacia adelante, acercando el mentón al pecho lo más posible. Permanezca en esta posición durante diez segundos manteniendo la parte superior del cuerpo recta. Vuelve a la posición inicial y repite el ejercicio.

Ejercicio 3: flexión del cuello hacia atrás: lleva la cabeza hacia atrás levantando el mentón y permanece en esta posición durante diez segundos. Luego regrese a la posición inicial y repita el ejercicio.

Ejercicio 4: rotación: gira la cabeza a derecha e izquierda, alineando la barbilla con el hombro. Mantenga la cabeza erguida y mire hacia adelante. Haz diez giros.

Ejercicio 5: alargamiento: manteniendo la cabeza erguida, empuje el mentón hacia adelante y mantenga la posición durante diez segundos. Regrese a la posición inicial y luego empuje la barbilla hacia atrás mientras mantiene la posición durante diez segundos. Repite el ejercicio dos veces.

Ejercicio 6: semicírculos de la cabeza: manteniendo la espalda recta, gire la cabeza hacia adelante de derecha a izquierda y retroceda diez veces.

Ejercicio 7: rodear la cabeza: manteniendo la espalda recta, lentamente haga cinco círculos completos con la cabeza de izquierda a derecha y de derecha a izquierda para completar un giro completo en sentido horario y antihorario. Repita dos veces.

El segundo conjunto de ejercicios

Ejercicios de espalda, piernas juntas y brazos estirados a los lados.

Ejercicio 8: flexiona las piernas, contrae el abdomen y aplana la zona lumbar contra el suelo. Con las manos cruzadas sobre la cabeza, levante la cabeza del suelo empujando la barbilla hacia el esternón. Permanezca en esta posición durante quince segundos.

Ejercicio 9: estiramiento lateral de los músculos del cuello: con las manos dobladas sobre la nuca, levante la cabeza del suelo empujando el mentón de lado hacia la derecha hasta sentir una ligera tensión en el cuello. Permanezca en esta posición durante quince segundos y repita en el otro lado.

Ejercicio 10: alargamiento frontal con piernas apoyadas en una pared: coloca las piernas estiradas contra una pared y aplana la parte lumbar contra el suelo. Pasar las manos cruzadas sobre la nuca y levantar la cabeza del suelo, empujando gradualmente el mentón hacia el esternón.

GIMNASIA POSTURAL CERVICAL

El uso de ejercicios posturales puede ser una solución para quienes padecen problemas de cuello y cuello.

Las causas de estos dolores son diferentes: desde la artrosis cervical hasta las inflamaciones de la parte en cuestión, hasta una mala postura de la cabeza y los hombros a diario, frente al PC.

Los dolores de cuello y cervicales necesitan un análisis cuidadoso pero, sobre todo, cuidar a aquellos que ya han sido objeto de dolores de cuello y prevención para aquellos que pretenden protegerse de su regreso a través de la gimnasia postural para las cervicales.

Seguir un entrenamiento de gimnasia postural es importante para aliviar dolores como rigidez de cuello o dolor cervical (cervicalgia).

Los ejercicios para las cervicales son específicos, de hecho, para la parte inicial de la columna.

Entre los desencadenantes de la cervicalgia, puede haber artrosis cervical o patología que afecte a las articulaciones formadas por la vértebra que sostiene el cuello. En este caso, la situación debe ser estudiada conjuntamente con un médico especialista, ya que se habla de una posible deformación de las vértebras cervicales. En otros casos, estos son problemas críticos relacionados con la postura incorrecta, lo que hace que el cuello se tense todos los días.

La posición incorrecta de la cabeza y la espalda también provoca consecuencias en la columna y la columna cervical, además de favorecer la aparición de síntomas como dolor de cabeza y mareos.

Por ello, una buena costumbre es aliviar la tensión en el cuello, haciendo más elásticos los músculos de la parte debajo de la cabeza mediante constantes ejercicios de gimnasia postural para las cervicales.

La terapia cervical se basa en estirar y estirar, pero también en fortalecer los músculos, para un mayor apoyo de la columna cervical. Actuando con la gimnasia postural para las cervicales, de forma continua, se puede incrementar la amplitud del movimiento de las vértebras cervicales y evitar la rigidez.

La corrección postural de las cervicales y la espalda, juntas, se recomienda para quienes padecen hiperlordosis cervical, que es una adaptación de la postura a la hipercifosis dorsal.

Gimnasia postural para cervicales y cuello

El primer ejercicio que se debe hacer está reservado para la osteoartritis cervical, que es fácil de realizar incluso cuando se está sentado frente a la computadora.

Descanse la espalda recta contra el respaldo de la silla, doble el cuello hacia los lados lentamente, alternando derecha e izquierda.

Un cuello elástico tendrá que ser el final del ejercicio de gimnasia postural para las cervicales, en el sentido de que la cabeza deberá acercarse lo más posible a los hombros y para ello tendrás que mantener en tensión unos segundos. la cabeza inclinada hacia el hombro, volviendo a la posición inicial.

¡Tenga cuidado de no hacer movimientos bruscos!

Las personas con problemas de cervicalgia a menudo tienen músculos bastante rígidos con riesgo de contracturas o distensiones.

Siempre sentado, se pueden realizar otros ejercicios gimnásticos posturales para las cervicales.

Una de las actividades básicas de la gimnasia postural cervical es la flexión del cuello hacia adelante y hacia atrás. Parece sencillo, pero hay que prestar atención a la lentitud del movimiento, manteniendo constantemente la espalda recta contra el respaldo.

En la fase previa al ejercicio postural, el mentón debe elevarse hacia el pecho, si es posible, para aliviar la tensión muscular del cuello y los dolores cervicales asociados.

Para la rotación del cuello, se puede realizar otro ejercicio cervical, de pie con la espalda recta y la cabeza ligeramente inclinada hacia la derecha, luego hacia atrás, hacia la izquierda y hacia adelante. Debes realizar un movimiento ligeramente giratorio (rodeando la cabeza), para aflojar los músculos del cuello y la tensión de la propia musculatura.

Es fundamental mantener los hombros relajados en este ejercicio y no realizar movimientos violentos. El ejercicio debe rehacerse al menos dos veces, alternando la dirección de rotación de izquierda a derecha y luego de derecha a izquierda.

Cervical y hombros, ejercicios posturales con los brazos.

Ya hemos visto cómo los brazos pueden interactuar en el ejercicio para activar la musculatura de los hombros. Un ejercicio, en este sentido, se puede realizar mediante movimientos juntos del cuello y los brazos.

Empiezas de pie, flexionando siempre el cuello hacia un lado, y con la mano del lado agachado empujas la cabeza hacia abajo, tomándola del oído opuesto y practicando una tensión útil al trabajo de postura para las cervicales. El otro brazo, al mismo tiempo, se dobla en noventa grados, y la mano va detrás de la espalda, en una posición que se puede mantener durante al menos veinte segundos, antes de cambiar de lado y continuar la serie. Siguiendo el patrón inicial, luego doblando el lado del cuello

hacia la derecha y luego hacia la izquierda, puede tomar la mano del lado hacia el que se inclina la cabeza y tratar de agarrar la muñeca del brazo opuesto, tirando ligeramente hacia abajo. De esta forma, los músculos del trapecio estarán en tensión con los músculos del hombro.

La posición debe mantenerse durante al menos quince segundos antes de pasar al otro lado.

Otro ejercicio útil de la gimnasia postural para las cervicales es el del llamado Pronate Cobra, estudiado para el refuerzo de la escápula, el cuello y la musculatura superior de la espalda. Te acuestas boca abajo, con el estómago en el suelo y boca abajo, para aprovechar la fuerza de la gravedad como resistencia muscular. Los brazos se llevan lateralmente al cuerpo y las escápulas se acercan entre sí, levantando las manos del suelo con la palma hacia el suelo mismo. Los codos girarán para sacar la palma y el pulgar hacia arriba. En este punto, debes levantar la frente alrededor de un centímetro, mirando al frente como lo haría una cobra, durante al menos ocho a diez segundos. Este ejercicio se puede repetir al menos cinco veces, con incrementos progresivos dependiendo sobre las necesidades.

EJERCICIOS DE RETRACCIÓN CERVICAL

Se hace referencia a la gimnasia postural cervical, útil para aliviar el dolor de cuello, mediante movimientos que fortalecen los músculos de la espalda y alargan los suboccipitales y escalenos.

Además, este ejercicio postural dobla las dos primeras vértebras del atlas y el eje para extender también las cervicales media e inferior, interviniendo en varios frentes. De pie, con la espalda pegada a la puerta y los pies separados unos tres centímetros, comienzan a surtir efecto la retracción del mentón y el enderezamiento del cuello (pérdida del tratamiento de la lordosis cervical por aplastamiento y alineación recta). La columna siempre debe mantenerse bloqueada mientras se lleva la cabeza hacia atrás hasta que la espalda no toque completamente la puerta.

La cabeza debe mantenerse contra la puerta durante al menos cinco segundos, con una repetición del ejercicio postural de al menos ocho a diez veces. Estos ejercicios de gimnasia postural para las cervicales pueden ayudar a reducir el dolor cervical constante o pasajero, sobre todo si se realizan con regularidad al menos tres veces al día.

GIMNASIA POSTURAL PARA HERNIA

CERVICAL

La hernia cervical es una patología que afecta la zona cervical de la columna y consiste en el escape de una parte del núcleo pulposo del disco colocado entre dos vértebras cervicales.

Este material se define como hernia, y en función de su posición (generalmente entre C4 - C5, C5 - C6 y C6 - C7), la forma y el tamaño pueden ser causa de diversos síntomas y patologías. La hernia cervical puede estar provocada por diversos factores como el envejecimiento, diversos traumatismos en detrimento de la columna cervical o un equilibrio postural incorrecto.

Además de los traumatismos directos y los accidentes de tráfico (latigazo cervical), existen, por tanto, situaciones que elevan los porcentajes de riesgo de padecer una hernia de disco cervical:

- la postura incorrecta de la espalda,

- estilo de vida sedentario,

- trabajar en el escritorio (estudio, pc),

- esfuerzos exagerados y prolongados en el tiempo,

127

- demasiada tensión y estrés durante mucho tiempo,

- fenómenos ligados al envejecimiento físico y al propio disco,

- Factores genéticos.

Las personas acuden con frecuencia a su médico o fisioterapeuta para su diagnóstico o evaluación, destacando uno de los siguientes síntomas:

- dolor cervical o durante los movimientos del cuello o rigidez del cuello;

- tensión en los músculos esternocleidus mastoideo y trapecio (especialmente los haces superiores);

- parestesia u hormigueo en el brazo y / o la mano;

- deficiencia de fuerza en las extremidades superiores con hipotrofia de músculos específicos;

- pérdida de sensibilidad (o en algunos casos hiperalgesia) en partes de brazos y manos (dependiendo del dermatoma involucrado);

- sensación de "golpes" o "pinchazos";

- problemas también en las extremidades inferiores si la hernia afecta el canal vertebral (milo-radiculopatía).

Además de estos síntomas musculares y radiculares, puede haber síntomas específicos adicionales como:

- mareos y tinnitus;

- alteraciones visuales;

- mareo;

- náuseas y vómitos;

- dolor de cabeza cervical.

Si experimenta alguno de estos síntomas con mucha intensidad, acuda al fisioterapeuta o al médico. Suele ser recomendable someterse a una radiografía, un examen especializado (ortopédico o neurológico), una resonancia magnética y un chequeo especializado, así como seguir la fisioterapia.

La prueba más adecuada para proceder al diagnóstico en caso de hernia de disco es la resonancia magnética. Este último destaca; hernia, pero también ligamentos y componentes óseos con degeneración; otros posibles problemas del cuerpo vertebral o problemas del disco; la médula y su posible compresión o partes inflamadas.

La cirugía sólo puede evaluarse en casos de gran necesidad si los síntomas fueron realmente invalidantes y la fisioterapia y las terapias conservadoras no obtuvieron los resultados deseados.

El tratamiento conservador casi siempre tiene excelentes resultados y, salvo en los casos más graves, siempre es la mejor opción. El tratamiento conservador se divide en dos ramas: intervención farmacológica e intervención fisioterapéutica. Los medicamentos antiinflamatorios (o corticosteroides) no están destinados a eliminar el problema, sino a aliviar el dolor y permitir que la fisioterapia haga su trabajo.

Este último incluye varios tipos de tratamiento en función de las distintas dinámicas que se presentan con el paciente: lagrimal o láser; Terapia de Masajes; ejercicios de movilización y relajación; maniobras y posturas analgésicas; osteopatía; Ejercicios específicos para la correcta postura (gimnasia postural) con corrección de conductas habituales como la posición durante el descanso o la respiración en el trabajo.

Paralelamente a estos tratamientos de salud conservadores, también se pueden utilizar otras prácticas, como la acupuntura, la reflexología, el repasado.

Ejercicios para las cervicales inflamadas.

Existen ejercicios para las cervicales que tienen como objetivo aliviar el dolor y combatir la inflamación. Las cervicales inflamadas provocan molestias en la espalda, cerca del cuello, como si tuvieras rigidez en el cuello, y también provoca dolores de cabeza.

La edad es una de las principales causas de las cervicales inflamadas y dolorosas. Sin embargo, no es el único.

Pasa por mantener la misma posición a lo largo del día, quizás trabajando en el PC, con la cabeza inclinada hacia adelante, para no cambiar la postura para tener una correcta. Con la posición incorrecta, a menudo se produce dolor cervical. Con algunos ejercicios, puede eliminar o reducir el malestar y los síntomas asociados. Estos están destinados a aflojar el cuello y, por tanto, toda la parte.

El dolor y la inflamación del cuello uterino se pueden eliminar reduciendo la tensión en el cuello. Evidentemente, siempre se puede optar por el camino de los antiinflamatorios, ciertamente útiles, pero menos saludables que un entrenamiento serio. También puede equiparse con una silla ergonómica y una almohada para el cuello.

Entonces tienes que dedicarte a los ejercicios.

El primer ejercicio, frente a la computadora, con la espalda recta y apoyada en el respaldo de la silla. Flexiona lentamente el cuello de un lado, luego del otro, tratando de acercarlo lo más posible a los hombros, y quedando unos segundos, entre una extensión y otra, en la posición desde la que se partió.

El segundo ejercicio, para realizarlo de pie o sentado. Doble gradualmente el cuello hacia los lados, primero en un lado y luego en el lado opuesto. Con la mano del lado hacia el que se arquea el cuello, agarre la muñeca del otro brazo tirando de él ligeramente hacia abajo, generando tensión en los músculos del trapecio contralateral y del hombro. Permanezca en esta posición durante unos treinta segundos y luego cambie de lado.

El tercer ejercicio, de pie o sentado, mueva lentamente el cuello, primero hacia atrás, tratando de acercarlo lo más posible a la espalda, luego hacia adelante, inclinando la cabeza hacia abajo hasta que la barbilla haga contacto con el pecho.

Cuarto ejercicio, rotación y movimiento del cuello: en posición vertical o sentado, con la espalda recta, doble el cuello hacia la derecha, atrás, izquierda y luego hacia adelante, para hacer un círculo de 360 grados alrededor de la cabeza. . Este ejercicio ayuda a aflojar el músculo del cuello y así disminuir la tensión en la parte cervical. Mantenga el cuello y los hombros relajados durante todo el ejercicio. Concluido por un lado, rehaga en la dirección opuesta.

In conclusion, standing up, bend the neck sideways with the hand of the part towards which the head is bent, push the head gradually downwards, so as to generate a slight tension. Now flex the other arm at a right angle, bringing your hand behind your back. Stay in this position for about thirty seconds, then change sides.

En conclusión, de pie, dobla el cuello hacia los lados con la mano de la parte hacia la que se inclina la cabeza, empuja la cabeza gradualmente hacia abajo, para generar una ligera tensión. Ahora flexione el otro brazo en ángulo recto, llevando la mano detrás de la espalda. Permanezca en esta posición durante unos treinta segundos, luego cambie de lado.

EJERCICIOS POSTURALES DE

CERVICOBRACHIALGIA

Cervicobraquialgia significa dolor que comienza en el cuello y se extiende hacia los dedos de la mano, siguiendo el curso del plexo braquial o los nervios que conectan la médula espinal con el brazo.

Entre las causas se encuentra:

- la compresión del nervio debido a un músculo engrosado y contraído, por ejemplo, el escaleno o el pectoral pequeño;

- el aplastamiento del nervio causado por la posición de la clavícula que es más baja y se acerca a la primera costilla;

- el tejido conectivo puede generar dolor que se extiende a lo largo del brazo hasta la mano; se pueden crear adherencias que atrapan las terminaciones nerviosas y causan un dolor generalizado;

- la hernia de disco es una causa frecuente, pero no la única de este problema.

El síntoma más importante de la cervicobraquialgia es el dolor fuerte e insoportable; si es causado por la compresión de la raíz espinal, se siente al nivel del brazo, hombros y parte superior de la escápula. En

133

este caso, estamos ante la cervicobraquialgia, que es un dolor en el cuello al territorio inervado por el plexo braquial, que incluye el cuello, hombro, brazo, antebrazo y mano. A menudo, el cuello está rígido en el movimiento de rotación, incluso el hombro, y el brazo puede tener grandes limitaciones de movimiento. Los pacientes a veces informan una mano hinchada y fría.

La persona no sabe descansar; se mueve toda la noche buscando la posición que alivie los síntomas. En este caso, además de la resonancia magnética, se puede realizar una electromiografía, que es una prueba diagnóstica que es capaz de analizar el trabajo muscular en reposo y durante la contracción voluntaria.

El médico al que acudir es el neurocirujano o el fisiatra. Durante la visita, el médico debe verificar la fuerza, los reflejos y la amplitud de movimiento del brazo. Si el dolor a lo largo del brazo está relacionado con una hernia de disco o una protuberancia, la compresión del cuello y la tracción (estiramiento del nervio) agravan el dolor; esto le permite al médico rastrear el origen de los síntomas.

Existe una prueba fundamental que debe realizarse con compresión y el cuello inclinado lateralmente, llamada prueba de Jackson. Dependiendo de la ubicación de los síntomas, se puede identificar el nervio que causa los síntomas:

cervicobraquialgia C5, o el nervio que se origina entre las vértebras C4 y C5, el dolor está a nivel del bíceps;

cervicobraquialgia C6, el dolor se encuentra en la parte lateral del brazo y antebrazo hasta el pulgar;

cervicobraquialgia C7, los síntomas se identifican en la parte posterior del brazo y antebrazo hasta el dedo medio.

En presencia de hernia discal o protrusión derecha, el brazo afectado es exclusivamente el derecho, y viceversa si la compresión del nervio es del lado izquierdo. Una hernia de disco central importante puede generar síntomas en brazos y piernas al mismo tiempo, pero es bastante raro.

POSTURA CERVICAL

Una de las causas frecuentes del dolor de cuello es una postura incorrecta frente al PC.

A continuación, encontrará una serie de consejos útiles para que su estación de trabajo sea ergonómica:

la altura del escritorio debe estar entre setenta y ochenta centímetros;

los pies deben estar bien apoyados en el suelo;

debajo del escritorio, es importante tener suficiente espacio para permitir que las piernas se muevan sin problemas;

la distancia entre los ojos y la pantalla debe ser de cincuenta a setenta centímetros;

la altura del asiento debe ajustarse para que las piernas formen un ángulo de noventa grados y los antebrazos descansen sobre la superficie;

el teclado debe poder inclinarse y el mouse debe estar a la misma altura;

el respaldo de la silla debe soportar la zona dorso-lumbar;

si el asiento o el escritorio es demasiado alto, use un reposapiés;

si trabaja con frecuencia en documentos en papel, para evitar adoptar posturas incorrectas con el cuello, prepare un soporte de escritorio;

si trabaja con una computadora portátil, debe tener un teclado, un mouse y un soporte que le permita colocar la pantalla, observando los mismos criterios que para la computadora con el monitor fijo.

También es fundamental tomar descansos, aunque sean breves, durante la jornada laboral, ponerse de pie, y tal vez realizar ejercicios específicos para el cuello de estiramiento, relajación y refuerzo recomendados por un fisioterapeuta.

Siempre nos mantenemos dentro de la relación cervical-tecnología.

El síndrome Text Next indica una condición de sufrimiento en la zona cervical debido a la posición clásica que se asume al usar el teléfono inteligente o tableta. Al usar estos dispositivos, la cabeza se flexiona hacia adelante y hacia abajo. De esta forma, el cuello se ve obligado a soportar una carga excesiva, que, con el tiempo, provoca dolor en el cuello y otros trastornos como el dolor de cabeza. Para evitar estos problemas, cuando utilice el teléfono inteligente, manténgalo al nivel de los ojos.

Existen numerosas situaciones en las que adoptas posturas incorrectas. Al transportar bolsas de la compra, ¿cómo se divide la carga? Es bueno dividir el peso en dos bolsas y llevarlas una a una. Asuma también una posición inadecuada:

- si usas zapatos con tacones altos con cierta frecuencia, cambian las curvas naturales de la columna;

- si siempre llevas el bolso en el mismo hombro y lo llenas demasiado;

- si conduce sin apoyar correctamente la espalda y el cuello en el asiento;

- si habla por teléfono durante mucho tiempo sosteniéndolo entre la oreja y el hombro;

- si ve la televisión hundiéndose en el respaldo del sofá o silla, en ausencia de apoyo (como una almohada) para su espalda.

Si sufre de dolor de cuello, la postura nocturna es muy importante. No debes descansar sobre un colchón excesivamente viejo y deformado que no soporta la columna y hace que el cuello tenga posiciones incorrectas. La elección de la almohada es muy importante: en el mercado puedes encontrar almohadas específicas para quienes tienen problemas con el dolor cervical. Sin embargo, es recomendable no utilizar almohadas demasiado altas.

En reposo, la cabeza y el cuello deben estar alineados con el resto del cuerpo.

10 EJERCICIOS DE GIMNASIA POSTURAL PARA AQUELLOS CON DISCO HERNIADO

Ejercicios

Ejercicio de gimnasia postural para hernia sentada

Este ejercicio tiene como objetivo reducir la carga del peso en la espalda, dando alivio a los músculos de la espalda. Te sientas en una silla con las piernas ligeramente separadas, doblando el torso hacia adelante gradualmente hasta que puedas tocarte los tobillos con las manos. La posición debe mantenerse durante al menos cinco segundos y luego volver a subir.

Ejercicio de gimnasia postural para hernia sentada con flexión

Este movimiento tiene un efecto calmante en la espalda, aportando beneficios con el estiramiento. Te sientas en el suelo con las piernas juntas y te inclinas hacia adelante con el torso estirando los brazos hasta tocar tus pies con las manos. Si falla por dolor o rigidez muscular, deténgase y mantenga su posición durante unos segundos donde quiera que llegue.

Ejercicio para la hernia supina

El movimiento facilita la relajación de la zona lumbar, con la reducción de la tensión de carga en las articulaciones. Nos tumbamos en el suelo con el estómago levantado y las piernas dobladas hacia el pecho, ayudándonos con los brazos en un movimiento bastante lento. Si siente dolor, detenga el ejercicio inmediatamente y permanezca en la posición durante al menos ocho a diez segundos. En la variante dedicada a los que no experimentan dolor, este ejercicio postural debe realizarse manteniendo las rodillas cerradas al pecho durante más de treinta segundos, para repetirse al menos tres veces. Es necesario no quitar la cabeza del suelo.

Ejercicio de gimnasia postural para hernia con espalda

Estiramiento Para relajar la musculatura de la espalda y dar alivio hasta el final, este ejercicio se realiza partiendo de las rodillas con el rostro fijo hacia adelante. Es necesario retroceder con el torso hasta que la zona lumbar esté en contacto con los talones, y a partir de ahí, los brazos se estiran para tocar el suelo lo más lejos posible, extendiendo los músculos. La cabeza, paralela, entra dentro de los brazos manteniendo su línea. El ejercicio debe repetirse al menos ocho veces durante tres series de ejercicios.

Ejercicio de estiramiento para la espalda baja

En esta circunstancia, es necesario prestar mucha atención a la postura adecuada, ya que este ejercicio de gimnasia postural para la hernia también puede traer desequilibrios. Se inicia a cuatro patas, empujando la espalda inicialmente hacia el suelo y luego hacia el techo, es decir, primero arqueándose y luego haciendo una ligera joroba.

Ejercicio de gimnasia postural para hernia y nervio ciático

Actúa sobre los glúteos desde la posición acostada, con las piernas flexionadas desde la posición boca arriba. La pelvis se eleva en la posición de "puente" para las nalgas, sin relajar con las manos ni ejercer presión sobre algo. Se deben realizar al menos quince repeticiones tres veces, trabajando mucho en los glúteos y sin cargar el peso en la espalda en absoluto. En presencia de inflamación del nervio ciático, este ejercicio puede brindar grandes beneficios si se realiza de la manera correcta.

Los ejercicios de gimnasia postural para hernias discales deben realizarse diariamente, durante unos quince minutos diarios, teniendo en cuenta los esfuerzos progresivos que se puedan implementar. Comenzando con un entrenamiento postural mínimo, puedes incrementar el impacto en la salud muscular aumentando la serie de ejercicios con el tiempo, día tras día, dirigiéndote siempre a un instructor de gimnasia postural.

Quienes padecen hernias discales deben mantener siempre la espalda recta, apoyándolas sobre superficies que no tiendan a arquearse, con los pies hacia adelante y no detrás del eje de las rodillas. La postura correcta también debe mantenerse en el coche y, sobre todo, frente al ordenador si trabajas con esta herramienta.

Deportes recomendados para hernias de disco

La hernia de disco es un trastorno bastante doloroso y muchos lo padecen. Quienes realizan actividad física suelen tener dudas sobre si puede ser útil o perjudicial.

Es recomendable tener un movimiento que permita que los músculos y articulaciones estén activos, reduciendo la rigidez de la columna, principalmente si hay molestias o dolor, para que este se alivie realizando ejercicios específicos dirigidos a tratar la patología de base para que no no se vuelva crónico.

Es necesario evitar todos aquellos movimientos que actúan estimulando la columna, en particular, torsiones, comportamiento de hiperlordosis en la fascia lumbar, saltos, saltos, por lo que se acostumbra no recomendar correr, sino también gimnasia aeróbica de alta intensidad, paso. Recientemente, se ha observado que incluso las disciplinas muy practicadas y recomendadas para aliviar la tensión muscular pueden empeorar en el caso de las hernias de disco; en particular, nos referimos al yoga y pilates. Estas dos prácticas, si por un lado mejoran las contracciones musculares y actúan relajando el cuerpo, pueden, en la zona lumbar, incrementar la tensión por hipertonicidad muscular (en particular a nivel paravertebral) que debe tener el sujeto para mantener determinadas posiciones. durante la sesión de ejercicio.

En el caso de una hernia de disco, es importante actuar sobre la zona central del cuerpo, el llamado Core, es decir, el abdomen, el cual debe fortalecerse para que toda la carga que descansa sobre él durante el La posición erguida se elimina de la zona lumbar, pero también estaría indicada. Trabaja los músculos de la espalda, los músculos paravertebrales y los glúteos. Una de las actividades indicadas es la gimnasia acuática, que se realiza en un ambiente adecuado para aliviar la tensión muscular, por la temperatura (que debe rondar los 33-35 ° C) y sobre todo porque el cuerpo trabaja en la piscina al momento del alta ", que se aligera por su peso y por tanto es capaz de practicar con mayor facilidad ejercicios a nivel articular.

Se podría aconsejar la actividad ciclista, ya que la parte lumbar está "protegida" por la postura, por lo que el peso sentado se descarga a la altura de la pelvis, pero seguramente la actitud del ciclista no facilita una postura correcta. Por lo tanto, el consejo es un paseo en bicicleta por un terreno llano e irregular.

Ejercicios para evitar con la hernia de disco

Después de un período de descanso adecuado, el ejercicio puede ayudar a fortalecer la espalda. Sin embargo, ciertos ejercicios pueden hacer daño y, por lo tanto, deben evitarse. Después de recuperarse de una hernia de disco, es recomendable consultar a un fisioterapeuta para analizar la forma física. El experto debe observar la postura en la forma en que se realizan las actividades físicas, así como cualquier tensión excesiva en la espalda.

Según los estudios del quiropráctico Dr. Eben Davis, el levantamiento de pesas puede causar más problemas con una hernia de disco. Una práctica particularmente mal indicada es la sentadilla, que puede ser la base de tensión y presión en la zona lumbar.

Al realizar un ejercicio cardiovascular, como caminar, usar el automóvil o andar en bicicleta, debe comenzar con solo cinco o diez minutos de actividad, según la Clínica Mayo.

Ejercicios de hernia discal L5 - S1

El primer ejercicio a realizar es cuidar la postura. La espalda siempre debe estar recta. La mayoría de los dolores de espalda son el resultado de malas posturas prolongadas en el tiempo. Los siguientes son los ejercicios principales:

Ejercicio de cierre completo: cierre por completo con las rodillas casi hasta el pecho sostenidas por las manos. Es preferible realizar el ejercicio sobre una superficie plana, incluso el suelo con una colchoneta de fitness. Mantenga esta posición durante treinta a cuarenta segundos cinco veces.

Ejercicio de glúteos: este ejercicio definitivamente se recomienda para los glúteos y también ayuda a los nervios ciáticos inflamados. Es necesario acostarse, siempre sobre una superficie plana con las piernas no extendidas sino dobladas. Posteriormente, se debe levantar el cuerpo con la única fuerza de las nalgas. No se agite con las manos, sin presionarlo en ninguna parte. Realiza quince repeticiones para cuatro series con descansos de veinte segundos entre una serie y otra.

Estire la espalda: doble las rodillas hasta estirar y estire la espalda. Este es un ejercicio que definitivamente está indicado para estirar la espalda y dará una sensación de gran alivio. Realiza diez repeticiones para series de tres a cuatro, con descansos intermedios.

El ejercicio de Superman: agáchate a cuatro patas y mueve la pierna y el brazo opuestos al mismo tiempo. No vayas más allá de las diez repeticiones de tres series.

Fisioterapia para hernias de disco

La fisioterapia a menudo juega un papel clave en el tratamiento del dolor debido a una hernia de disco. Sus métodos dan un alivio inmediato al dolor, pero también realizan una tarea de prevención de recaídas u otros problemas relacionados. Existen diferentes técnicas de fisioterapia, que se pueden dividir en dos grupos: pasiva y activa.

Pasivo

Tratamientos Los tratamientos pasivos relajan el cuerpo e incluyen osteopatía, masajes de tejido profundo, terapias frías y calientes, estimulación eléctrica (TENS) y terapia hidrocinética. Una vez que los tejidos se hayan estabilizado, comenzará tratamientos activos para fortalecerlo y prevenir futuros dolores. El fisioterapeuta trabajará para desarrollar un plan que se adapte a las necesidades, basado en:

Masaje de tejido profundo: el fisioterapeuta aplica, con sus manos, una fuerte presión sobre los músculos para aliviar la tensión de los músculos profundos y las contracturas dolorosas existentes, que son el resultado de una reacción natural del cuerpo para evitar reducir el movimiento del articular en la parte afectada y así reducir la posibilidad de más lesiones.

La terapia de calor y frío: ambas terapias, de frío y calor, dan sus propias ventajas, y el operador puede alternarlas para lograr los mejores resultados. El fisioterapeuta puede usar calor para aumentar el flujo sanguíneo en el área afectada (hiperemia). La sangre facilita la curación de la zona proporcionando oxígeno y nutrientes suplementarios. Por otro lado, la terapia de frío disminuye la circulación (crioterapia). Su efecto consiste en disminuir la inflamación, los espasmos musculares y el dolor. El fisioterapeuta puede colocar una bolsa de hielo en el área afectada, realizar un masaje con hielo o incluso usar un aerosol conocido como fluorometano para aliviar los tejidos inflamados.

Terapia hidrocinética: como su nombre indica, la hidroterapia utiliza las propiedades físicas del agua. Este es un tratamiento básico que solo requiere que nos sumerjamos en una piscina para hacer algo de movimiento. La hidroterapia alivia el dolor y relaja la musculatura, a través de la temperatura de la musculatura que varía de 32 a 38 grados y de sus características físicas (microgravedad).

TENS: (estimulación nerviosa eléctrica transcutánea). Una máquina TENS utiliza corriente eléctrica para estimular el tejido subyacente. Decir que suena intimidante, pero en realidad no es doloroso. Los electrodos están conectados a la piel y transmiten un ligero flujo de corriente eléctrica a los puntos clave de los canales nerviosos, lo que permite una reducción del dolor. Se cree que TENS activa la secreción de endorfinas, que son los analgésicos naturales del cuerpo.

Tracción: el propósito de la tracción es reducir las consecuencias de la gravedad en la columna. Al separar suavemente los huesos, intenta descomprimir la estructura de la columna afectada y reducir la hernia de disco. El propósito es disminuir la hernia de disco. Se puede realizar en la columna cervical o lumbar.

Tratamientos activos

Los tratamientos activos ayudan a mejorar la flexibilidad, la postura, la fuerza, la estabilidad y el movimiento de las articulaciones. Un programa de ejercicio físico es fundamental para tener excelentes resultados. La actividad física no solo alivia el dolor diario, sino que también beneficia la salud en general. El fisioterapeuta actuará para desarrollar un cronograma basado en un diagnóstico e historial médico específicos.

Atención: cuando tienes el programa de entrenamiento disponible, debes preocuparte por ejecutarlo regularmente. De lo contrario, no obtendrá los resultados deseados.

Estabilidad del centro de gravedad: muchos no comprenden lo importante que es tener un centro de gravedad estable para la salud de la columna. Los músculos abdominales se utilizan en sinergia con los músculos de la espalda que sostienen y sostienen la columna. En el caso de músculos abdominales débiles, los músculos de la espalda deben soportar un peso adicional.

Flexibilidad: es importante realizar las técnicas de estiramiento y flexibilidad corporal adecuadas que lo preparen para los ejercicios aeróbicos y de fuerza. Un cuerpo flexible se mueve con mayor facilidad y evita la rigidez que es la causa de diferentes patologías musculoesqueléticas.

Fortalecimiento muscular: una musculatura fuerte es el mejor soporte para la espalda y para el control del dolor.

Ejercicios para la hernia lumbar.

La hernia lumbar es un problema generalizado. Entre las diversas sugerencias que ofrece el médico, suele haber una referencia a la actividad física. En el caso de una hernia de disco, no se recomienda correr para evitar que los impactos repetidos en el suelo provoquen más insultos al disco que sufre. Por la misma razón, a veces incluso la bicicleta no se recomienda. En cambio, se permite montar una bicicleta estática en el lugar. No hay riesgo de caer en un agujero.

Muchas veces la actividad acuática se considera la actividad física más adecuada aunque sea preferible asociarla a ejercicios específicos de tonificación y estiramiento fuera del agua. Si la hernia lumbar fue de reciente aparición y aún hay que aprender a conocerla perfectamente, es importante tomar diversas precauciones. Por tanto, se identifican ejercicios en los que la zona lumbar no está directamente involucrada.

A continuación, actúa sobre la postura, especialmente en presencia de una evidente hiperlordosis lumbar (acentuación del hueco que forma la columna vertebral en la zona lumbar). El trabajo en un principio se basará en fortalecer los músculos abdominales y la zona superior de la espalda. Solo después de unas pocas sesiones de prueba, se comenzarán con gran precaución ejercicios específicos para el fortalecimiento de los músculos oblicuos, espinales y lumbares. El estiramiento al final de la sesión es importante, especialmente si va acompañado de algún simple ejercicio de control respiratorio. En la mayoría de los casos, una hernia lumbar no es un problema tan grave y debilitante; Lo importante es tomar algunas precauciones: nunca dejes de estirar al final de la sesión, aunque estés muy bien. Los ejercicios de estiramiento activo son muy importantes,

Al realizar los ejercicios es importante tener una respiración abdominal relajada; Evite al principio para luego intentar con mucha cautela todos aquellos ejercicios que afecten de manera más o menos importante la parte lumbar (prensa de piernas, sentadilla, glúteos de pie, impulsos posteriores para los glúteos, puente, crujido inverso, levantamiento de piernas, v-up y más en general todos aquellos ejercicios para los abdominales que impliquen movimientos de los miembros inferiores. Alerta también de la torsión del busto con un palo y de la flexión lateral o flexión lateral de los oblicuos. Los empujes en la parte superior con mancuernas, con un barra, también son muy peligrosos o mediante máquinas isotónicas como el press de hombros.

Se puede obtener cierto alivio sentándolos, posición en la que es importante mantener la zona lumbar bien apoyada por la espalda, manteniendo los pies hacia adelante y la pelvis girada hacia adelante (el término científico es retroversión de la pelvis); también una adecuada hidratación, tanto por motivos relacionados con la función de los riñones, como porque los discos intervertebrales tienen un importante componente acuoso.

La escuela de espalda

La Escuela de la Espalda, literalmente traducida como "Escuela de la espalda", nació para enseñar todo lo necesario para prevenir y tratar el dolor de espalda y el dolor de cuello; no es simplemente gimnasia para el dolor de espalda, sino una auténtica escuela.

El propósito de la Escuela de Espalda no es solo reducir el dolor sino sobre todo eliminar la causa que lo genera. Dado que la mayoría de los dolores están relacionados con un conocimiento insuficiente de la columna vertebral, posturas y movimientos incorrectos, estrés psicológico, mala forma física, la escuela de espalda tiene como objetivo actuar sobre estos factores de riesgo. Para una acción eficaz y duradera, combina las contribuciones de la medicina, la kinesiterapia, la ergonomía, la psicología y la educación sanitaria.

La Escuela de Espalda es, en cierto sentido, revolucionaria porque permite pasar de un tratamiento pasivo a un tratamiento activo, es decir, hace que el sujeto que sufre de lumbalgia ya no sea un mero ejecutor de prescripciones médicas, sino el activo y protagonista consciente de su tratamiento. El que es el primer interesado también se convierte en el primer responsable: conoce su columna, cómo está hecha y cómo funciona y sabe qué causa el dolor; utilizar correctamente la columna en posiciones y movimientos cotidianos; conoce y realiza regularmente ejercicios útiles para prevenir y combatir el dolor; sabe cómo hacer la compensación adecuada; es consciente de los ejercicios para suplir su propia falta de movilidad, elasticidad o fuerza; a través de técnicas de relajación, entiende cómo manejar su propia ansiedad y tensiones; completa la acción preventiva con un estilo de vida adecuado y con la costumbre de realizar actividades motoras.

La persona así preparada adquiere una actitud de confianza con la capacidad de autogestionarse sus problemas de salud a través de un compromiso personal.

PROGRAMA DE REGRESO ESCOLAR - PROGRAMA TOSO

Estudios en profundidad han demostrado que solo el 20% de los dolores de espalda están relacionados con causas específicas (patologías de la columna), la mayor parte del dolor, el 80%, se debe a causas no específicas como posturas y movimientos; estrés psicológico; mala condición física, sobrepeso, obesidad y tabaquismo; escaso conocimiento de la columna vertebral. Para poder contar con una acción que tenga los efectos deseados, no solo para aliviar el dolor sino también para prevenir las recaídas, es necesario actuar sobre estos factores de riesgo. En consecuencia, el programa Back School Toso se basa en seis pilares:

1 - Información: es fundamental que todos sepan cómo está hecha la columna, cómo funciona, cuál es el mecanismo que provoca el dolor para evitar que suceda.

2 - Gimnasia analgésica y rehabilitadora: el programa de trabajo ad personam incluye: ejercicios útiles para automatizar una postura adecuada; ejercicios para estabilizar y proteger la columna durante los esfuerzos; ejercicios para descomprimir los discos intervertebrales; ejercicios de compensación para reequilibrar la columna vertebral cuando el trabajo o la actividad deportiva fuerzan posiciones o movimientos que alteran las curvas fisiológicas; Ejercicios de movilización y estiramiento muscular.

3 - Uso correcto de la columna vertebral: se realiza un análisis de las posiciones y movimientos diarios, y se proponen las sugerencias y ayudas ergonómicas para facilitar el correcto uso de la columna en el trabajo y el descanso.

4 - Técnicas de relajación: el estrés, el bucle y la tensión excesiva son la base del dolor vertebral. Las técnicas de relajación son una base esencial del programa.

5 - Nutrición y estilo de vida: este pivote está destinado a actuar sobre los factores de riesgo relacionados con el sobrepeso, la obesidad, el tabaquismo y el abuso de cafeína.

6 - Costumbres a las actividades motoras: es la finalización del programa.

El individuo logra quitar el dolor y las consiguientes limitaciones que en ocasiones facilitan los estilos de vida sedentarios.

Los objetivos son la costumbre de realizar ejercicios gimnásticos todos los días, en casa o durante las pausas laborales;

Realizar actividades físicas, recreativas o deportivas adecuadas, preferiblemente en un entorno natural, al aire libre.

El programa de ejercicios está indicado no solo para aliviar el dolor sino también para la preparación atlética para actividades deportivas.

Practicar un deporte adecuado es el mejor colofón de la rehabilitación: te permite recuperar las ganas de moverte y redescubrir las capacidades de tu cuerpo.